心身医学前沿

袁勇贵　等·著

U0254771

东南大学出版社
SOUTHEAST UNIVERSITY PRESS
·南京·

图书在版编目(CIP)数据

心身医学前沿 / 袁勇贵等著. — 南京：东南大学
出版社，2020.10

ISBN 978-7-5641-9148-1

I. ①心… Ⅱ. ①袁… Ⅲ. ①心身医学-研究 Ⅳ.
①R395.1

中国版本图书馆 CIP 数据核字(2020)第 199460 号

心身医学前沿

Xinshenyixue Qianyan

出版发行	东南大学出版社
社　　址	南京市四牌楼 2 号(邮编：210096)
出 版 人	江建中
责任编辑	褚　蔚(Tel：025-83790586)
经　　销	全国各地新华书店
印　　刷	兴化印刷有限责任公司
开　　本	700mm×1000mm　1/16
印　　张	10.5
字　　数	151 千字
版　　次	2020 年 10 月第 1 版
印　　次	2020 年 10 月第 1 次印刷
书　　号	ISBN 978-7-5641-9148-1
定　　价	45.00 元

本社图书若有印装质量问题，请直接与营销部联系，电话：025-83791830

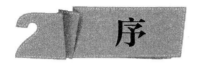

序

2019年9月10～13日，第25届国际心身医学大会在意大利佛罗伦萨举行，我和我的学生们一道参加了大会。此次国际会议上，我们接收了不少心身医学的前沿信息，而这些知识在之前我们并没有很好地关注并重视，国内也鲜有相关文献介绍。与会期间，我们就产生了想法，商量着要把相关的前沿知识介绍到国内来。于是，我和学生们一道选择了心身医学领域中几个比较热门的点，收集相关的研究文献，大家一起进行翻译、修订、总结，并尽可能把每个主题讲深、讲透，及早将前沿进展的相关知识送到相关研究领域的读者手中。

随着人们生活节奏的日益加快，压力越来越成为影响人们心身健康的一个重要因素。压力促进适应，然而长时间的压力会导致身体健康受损。McEwen和Stellar在1993年提出了应变稳态（allostasis）的概念，认为生物体具有改变自身从而获得稳定的能力。应变稳态的理论强调，维持健康需要不断调整内部的生理环境，以适应环境的需要，而个体为了适应反复持续出现的外界挑战而调整内部环境所耗费的成本即适应负荷。我们首先总结了当前对**适应负荷**的研究进展，探讨适应负荷与心身疾病之间存在的内在联系，为当前的心身医学研究提供新的思路。

创伤后愤懑是个体经历负性生活事件后的病理性愤懑情绪，对患者的日常生活造成功能性损害。我们概述了创伤后愤懑的定义和理论模型，介绍了评估手段、诊断标准及疗法，并总结了相关的实证研究。创伤后愤懑障碍的诊断具有重要意义,需要进一步的研究和探索。

幸福感疗法是基于心理幸福感认知模型提出来的一种心理治疗疗法,该模型包含了积极功能和幸福感的六个维度,即:自主性、对环境的掌控、个人成长、生活目的、自我接受和积极的人际关系。我们主要从幸福感疗法的理论基础、与平衡心理治疗的关系以及幸福感疗法的应用等多方面进行阐述,对幸福感疗法的研究具有重要的现实意义。

正念冥想的研究对于心理健康具有重要的现实意义。我们回顾了目前对正念冥想的理解、心理及生理作用机制和心身领域的应用研究成果,并总结了简明正念冥想和基于 App 的正念冥想干预在当前的研究进展。

最后的"2019 年中国心身医学领域研究进展"作为附录一并收录在书中,让大家对我国心身医学领域的新进展及研究成果有所了解。

近年来,我国的心身医学领域取得了长足的发展,且具有自身的特色和优势,但相对而言,我们目前的研究还不成体系,在某些领域与国际的研究水平还存在较大差距,这也要求我们密切关注国际前沿进展,并积极介绍相关知识,知己知彼,加快具有中国特色的心身医学学科的建设。

袁勇贵
2020 年 5 月

目 录

第一篇 适应负荷

1

第二篇　创伤后愤懑障碍

第三篇　幸福感疗法

第四篇　正念冥想

第一篇　适应负荷

随着人们日常生活节奏的日益加快,压力越来越成为影响人们身心健康的一个重要因素。压力促进适应,然而长时间的压力会导致身体健康受损。

应变稳态(allostasis)的概念认为,生物体具有改变自身从而获得稳定的能力。应变稳态的理论强调,维持健康需要不断调整内部的生理环境,以适应环境的需要,个体为了适应反复持续出现的外界挑战而调整内部环境所耗费的成本,即适应负荷。目前对适应负荷的研究表明,适应负荷与疾病之间存在着密不可分的关系。

本篇总结当前对适应负荷的研究,探讨适应负荷与疾病之间存在的关系。

关键词:压力　应变稳态　适应负荷　疾病

1 压力概述

1.1 压力的概念及其分类

"压力(stress)"是日常话语中常用的一个词,指的是那些由于威胁到人的安全或使人无法成功应对而导致焦虑和沮丧的一种持续性、紧张性的综合心理状态,它是由压力源、压力感和压力反应构成的。

压力可以被分为良性压力(good stress)、可承受压力(tolerable stress)和毒性压力(toxic stress)。良性压力在通俗语言中是指迎接挑战、承担风险和感觉得到回报的经历,通常是积极的结果;在应对良性压力时,健康的自尊、良好的冲动控制和决策能力、健康的大脑结构和功能很重要。即使是不利的结果也可以作为具有这种积极、适应性特征的个人的成长经历。可承受压力是指当发生负面事件时,大脑结构健康的个体通常能够在家人、朋友和其他提供支持的个人的帮助下应对。而毒性压力是指个体经历负面事件时,个体的支持有限,而且可能由于早期经历不良生活事件而使大脑结构受到影响,这些早期不良生活事件损害了良好的冲动控制、判断以及足够的自尊发展。在毒性压力下,个体无法应对,可能会对行为和生理产生不利影响,从而导致高程度的身体损伤(Bruce S. McEwen,2016)。

1.2 压力现象的等终性和多重性

压力被广泛定义为对个人生理和心理完整性造成影响的真实或解释性的威胁,从而导致生理学和行为反应(McEwen & Seeman,

1999)。与压力现象的等终性和多重性相关的观点被认为是发展性心理病理学的概念基石(Cicchetti,2008)。压力现象的等终性是指由不同原因引起相似的健康结果。例如患有抑郁症的青春期少女可能会和患有行为障碍的青春期少女在以后的发展中出现类似的情况。有研究表明,患有抑郁症或行为障碍的女孩趋向于经历过类似的逆境(例如,较差的教育和早期亲子关系),并在成年期发展出特定的心理(例如,焦虑障碍和药物滥用)(Bardone,et al.,1996)。压力现象的多重性是指相似原因可能会导致不同健康结果的过程。Beauchaine 等认为以男性为主的反社会人格障碍和以女性为主的边缘性人格障碍的发展可能来自类似的个体发展轨迹,这些轨迹与两种心理病理学共同的特定情绪调节机制有关(Beauchaine,et al.,2009)。等终性和多重性反映了生命科学过程和结果多样性的系统理论。该框架促使我们能够进一步完善对发展轨迹的适应和适应不良的认识,并朝着更全面、非确定性的健康轨迹模型迈进(Cicchetti & Rogosch,1996)。

1.3 压力的生理反应

1.3.1 压力反应的影响因素

压力体验包括重大生活事件、创伤和虐待等,无论是与家庭、工作场所或周围环境有关的急性压力还是慢性压力(小的、累积的日常压力),都可能造成比较长远的后果。长期压力的影响可能会因过度的饮食、吸烟和饮酒而加剧,或由适度的运动而减轻。每个人对压力的敏感度不同,这不仅受遗传因素的影响,也受环境因素的影响。一个人对情境的感知方式(Lazarus RS,Folkman S,1984)和自身健康状况,在很大程度上决定了个体对潜在压力情境的反应,这不仅取决于遗传因素,还取决于个体对行为和生活方式的选择(见图1-1)。

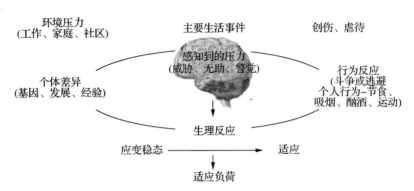

环境压力
（工作、家庭、社区）　　　　主要生活事件　　　　创伤、虐待

感知到的压力
（威胁、无助、警觉）

个体差异　　　　　　　　　　　　　　　　　行为反应
（基因、发展、经验）　　　　　　　　　　　　（斗争或逃避
　　　　　　　　　　　　　　　　　　　　个人行为-节食、
　　　　　　　　　　　　　　　　　　　　吸烟、酗酒、运动）

生理反应

应变稳态　————————→　适应

适应负荷

图1-1　压力反应和适应负荷的发展（McEwen BS，1998）

　　一个人是否将一种情况视为一种威胁，在决定行为反应（如：逃跑、打架或在恐惧中畏缩等）和生理反应（如：平静、心悸和皮质醇水平升高等）时都是至关重要的。个体对情况的感知方式也决定了其是否能够适应或习惯于重复的压力。例如，大多数人最初都是通过激活HPA轴来应对公众演讲的挑战。然而，经过反复的公开演讲，大多数人变得习惯了，他们的皮质醇分泌不再随着挑战而增加。但是大约有10%的受试者仍会感到公众演讲的压力，并且在公共场合讲话时皮质醇分泌仍在增加（Kirschbaum C，et al.，1995）。

　　遗传因素被认为影响个体的压力易感性。有研究表明，许多在经历了算术测试压力后血压仍持续升高数小时的人，其父母也患有高血压（Gerin W，Pickering TG，1995）。个体的身体状况影响其对压力刺激产生适当生理反应的能力，且这种反应也可能受遗传因素的影响。有研究表明，近交系生物育种（bb）大鼠是一种胰岛素依赖型糖尿病动物模型，反复应激可增加糖尿病的发病率（Lehman C，et al.，1991）。

　　压力受到个人经历、遗传和行为的影响。当大脑感觉到压力，生理和行为反应就开始了，从而导致应变稳态和适应。随着时间的推移，适应负荷会累积，过度暴露于神经、内分泌和免疫应激的介质会对各种器官系统产生不利影响,从而导致疾病。

1.3.2 压力反应的神经调节

首先,真实的或解释性的威胁会触发交感神经-肾上腺髓质(SAM)轴,在几秒钟内肾上腺髓质释放儿茶酚胺;其次,下丘脑-垂体-肾上腺(HPA)轴在几分钟内被激活,产生糖皮质激素。下丘脑室旁核通过刺激促肾上腺皮质激素释放因子(CRF)激活 HPA 轴。然后CRF 穿过连接下丘脑与垂体的门脉系统,它标志着肾上腺皮质激素(ACTH)的分泌来自富含血液的毛细血管的前脑垂体。随后 ACTH到达肾上腺皮质,使肾上腺皮质的束状带产生在人体中具有分解代谢作用的糖皮质激素,例如皮质醇。糖皮质激素与神经递质、神经营养因子、性激素和其他应激介质在基因组和非基因组上协同作用,形成生物体对应激环境的当前和未来反应。图 1-2 显示了儿茶酚胺和糖皮质激素如何影响细胞事件。通常当危险过去、感染被遏制或生活环境得到改善时,儿茶酚胺和糖皮质激素会出现失活。失活可使系统恢复到皮质醇和儿茶酚胺分泌的基线水平。但是,如果失活效率很低,则导致压力激素过度暴露。在数周、数月或数年的时间内,暴露于压力、激素分泌增加的情况可能会导致适应负荷及其病理生理后果(McEwen BS,Stellar E,1993)。

在垂体和下丘脑对 HPA 轴的控制外,在应激反应的调节中还涉及三个主要的大脑结构:① 除了牵涉 HPA 轴的负反馈调节外,还有与记忆和认知相关的海马;② 能够在没有 SAM 轴和神经内分泌调节系统的情况下进行恐惧调节和情绪处理的杏仁核;③ 涉及认知、应对策略和对皮层下结构进行自上而下控制的前额叶皮层(Gray & Bingaman,1996;McEwen,2004;McEwen,Weiss,& Schwartz,1968;Reul & de Kloet,1985;Sanchez,Young,Plotsky,& Insel,2000;Thayer & Lane,2009)。

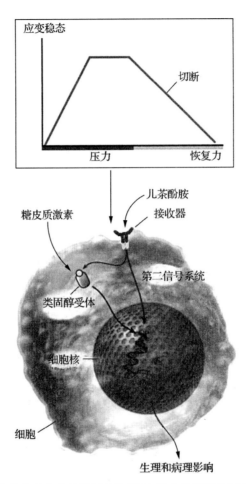

图 1-2　应变稳态在自主神经系统和 HPA 轴中的表现(McEwen BS,1998)

　　应变稳态系统通过启动自适应反应来响应压力,并维持到压力消除才将其关闭。应变稳态反应是由植物神经系统中儿茶酚胺和肾上腺皮质中糖皮质激素的增加引起的。当应变稳态系统启动自适应过程时,该过程能够改变各种细胞和组织的结构和功能。这些过程是通过类固醇激素的细胞内受体、血浆膜受体和儿茶酚胺的第二信号系统启动的。儿茶酚胺和糖皮质激素受体信号系统之间可能发生串扰（图1-2）。

1.3.3 压力反应对生存的意义

压力反应对生存至关重要。稳定通常被认为是维持身体机能的关键，但这种稳定必须是在不过度消耗现有资源的情况下实现的，一旦个体资源遭到过度损耗，个体的身体健康则会受到威胁。身体主要依靠生理机制进行第一重防御，当这些机制的调节和补偿能力被超越时，就会发生崩溃。

对压力的反应是由刺激、遗传倾向、发展和感知多种因素共同决定的。任何挑战都可以被判断为威胁性的或良性的。个体感知到威胁后可能需要自主神经系统、神经内分泌系统、免疫系统、心血管系统、代谢系统或生物能量产生反应。自主神经系统包括交感系统和副交感系统，它们同时工作，以保持体内的平衡。自主神经功能包括控制心率、血压、呼吸、体温、胃肠动力和其他基本功能，并与边缘系统（负责记忆）、脑干和下丘脑相互作用（Tracey KJ，2002）。急性应激导致去甲肾上腺素释放以及肾上腺髓质中去甲肾上腺素和肾上腺素的分泌增加，即"肾上腺素激增"，使机体准备好应对迫在眉睫的紧急情况，并增强记忆，以备在将来能够避免这种压力或为预期的压力做好准备。急性应激反应表现见表1-1。同时，血管和大多数内分泌细胞被肾上腺素能神经纤维充分支配，这使得大脑可以充当指挥中心，利用身体系统对神经内分泌进行控制来应对压力。

应激引起的内分泌反应包括垂体前叶激素的分泌向促肾上腺皮质激素的分泌转变。糖皮质激素释放的增加一开始会刺激肾上腺髓质进一步增加肾上腺素的合成和释放（Wong DL，Tai TC，2008）。中枢神经系统通过体液和神经途径接受免疫系统的感觉输入。细菌或组织损伤激活先天免疫系统,诱导细胞因子和其他介质的局部释放。低剂量的肿瘤坏死因子通过促进中性粒细胞募集和局部凝血,以及损伤组织的生长,限制病原菌的传播,从而促进适当的宿主反应。在成功应对外部挑战时,这种细胞因子的释放在持续时间和数量上都是适当的,但其作用有限(Tracey KJ,2002)。

表1-1　急性应激反应

表现
肾上腺素、皮质醇等释放到血液中
肝脏开始将糖原分解为葡萄糖,以立即增强能量
血液流向大脑、心脏、肺部和大块肌肉
肠道等较低级器官血流减少
心率增加,血压上升
呼吸较浅且较快,细支气管扩张,可获取更多氧气
排汗增加,保持凉爽
感觉增强,瞳孔扩大,让更多的光线进入
着眼于威胁或逃生路线
听觉排斥
肌肉拉紧,准备战斗或逃跑
脾脏释放白细胞和血小板,为可能造成的伤害做准备
血栓形成

　　然而,长期或严重的局部炎症反应与过量细胞因子进入全身循环,可导致防御途径被广泛地激活。这将引发过度的交感神经激活和肾上腺髓质刺激以及全身性炎症反应,可能导致器官功能障碍和死亡。为了防止这种情况的发生,人体已经进化出复杂的机制来控制感染的传播和全身炎症的产生,包括抗炎激素、细胞因子和介质(如皮质醇、白细胞介素-10和前列环素)的激活和副交感神经活动的增加。局部炎症激活了上行至孤束核、迷走神经后区和背侧运动核的感觉纤

维,这导致迷走神经活性增加,通过巨噬细胞烟碱受体和胆碱能抗炎途径抑制外周细胞因子释放。对迷走神经或下游烟碱受体的直接刺激,将抑制缺血或内毒素激发后肝脏和心脏中促炎因子的产生(Tracey KJ,2002)。

2 适应负荷的理论

2.1 适应负荷的概念

压力能够促进适应,但长时间的压力会导致身体的磨损,即适应负荷。传统生物学中强调稳态的概念,即个体的生理调节是通过负反馈控制系统来实现的,这是一个动态平衡的过程,通常以一个调定点为中心上下浮动(见图1－3中"稳态模型")。动态平衡要求通过负反馈和校正扰动,将每个内部物理生化变量保持在相对狭窄的设定值范围内。内环境稳态维持了生存所必需的系统的生理稳定性,如温度、pH值、渗透压和葡萄糖水平。稳态模型为医学科学的理论和实践做出了不可估量的贡献。

然而,几乎所有的科学模型最终都会遇到与其不相符的新情况。在生理学中,有证据表明参数不是恒定的,它们的变化不是为了标示错误,而是为了通过变化来减少错误。稳态理论仅局限于负反馈回路和调定点的设定(set-point),而不考虑通过变量之间的相互作用来实现稳定性,所以不足以解释有机体在应激状态下如何进行生理机能的调节。有研究证明,精神疾病的病因是稳态模型无法解释的,目前存在具有明显的神经机制缺陷的神经性疾病,用药物或心理疗法来治疗这些疾病,效果并不理想(Goodyer IM,et al.,2007)。

1993年,McEwen和Stellar提出了应变稳态的概念,这是一种基于应激的过程和应激与疾病之间的关系而提出的概念,即生物体具有改变自身从而获得稳定的能力。这表明调控的目标不是恒常性,而是自然选择下的适应性。适应度意味着预防错误并将有机体控制错误的成本降到最低,这两种需求最好通过使用预先的信息来对其进行预测,然后调整所有参数来满足它们(见图 1-3 中"应变稳态模型")。SAM 和 HPA 轴的压力反应就是应变稳态的例子。当刺激超越了稳态理论的反馈回路,应变稳态机制将通过大脑控制的代偿和预期机制改变生理功能来代表全身实现对环境的适应(Ganzel, Morris & Wethington, 2010)。

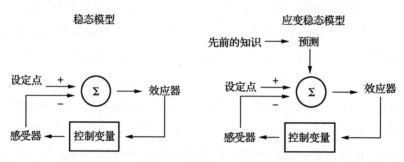

图 1-3　稳态模型与应变稳态模型(Wilkinson PO & Goodyer IM, 2011)

　　稳态模型通常将健康定义为一个内部环境,所有生理参数都具有相对"正常"的值;相反,当生理参数处于"异常"范围时,疾病就会发生。而应变稳态的概念强调,一个"异常"的参数值并不是对某个设定点的防御失败,而是对某个预测的响应。根据环境的需要,维持健康需要不断调整内部的生理环境,不同的生理系统与不同的活动水平相互作用。例如,当一个人被困在沙漠中时,身体会试图通过增加出汗来维持体温(从而恢复温度稳定);为了补偿汗水增加导致的水分和盐分流失,肾脏通过减少尿液以防止血液循环量的减少;增加心率,以维持心输出量等。正是由于应变稳态,自主神经系统、下丘脑-垂体-肾上腺(HPA)轴和机体各系统不仅能对内源性和外源性应激源产生积极反应以保护机体,也会因长期过度的或消极的反应而导致机体的紊乱和衰竭(Gray JD,Kogan JF,Marrocco J & McEwen BS,2017)。

动态平衡描述了通过感知并反馈变量偏离"设定点"的程度以纠正错误来保持恒定的控制变量的机制;应变稳态描述了通过预测所需水平和否决局部反馈来改变控制变量,以满足预期需求的机制。

适应负荷是个体为了适应反复持续出现的外界挑战而调整内部环境所耗费的成本(McEwen BS,Stellar E,1993)。McEwen 等认为适应负荷与四种情况有关:第一种是最明显的,就是频繁地遭受压力。例如,血压升高会在易感人群中引发心肌梗死(Muller JE,Tofler GH,Stone PH,1989)。在灵长类动物中,在数周和数月的时间内血压的反复升高会加速动脉粥样硬化(Kaplan JR,Pettersson K,Manuck SB,Olsson G,1991),从而增加心肌梗死的风险。第二种类型的适应负荷是由于缺乏对同一类型的重复性应激源的适应,导致个体长期暴露于应激激素中。例如,大多数人最初都是通过激活 HPA 轴来应对公众演讲的挑战,然而,经过反复的公开演讲,大多数人变得习惯,他们的皮质醇分泌不再随着挑战而增加,但仍有受试者不能适应这种压力,并且皮质醇分泌持续增加(Kirschbaum C,Prussner JC,Stone AA,et al.,1995)。第三种类型的适应负荷是应变稳态反应在压力终止后无法关闭而导致的。例如,在经过算术测试的急性压力后,某些人的血压无法恢复,并且高血压会加速动脉粥样硬化(Gerin W,Pickering TG,1995)。第四种类型的适应负荷是由于一些应变稳态系统不能充分反应而触发其他系统的补偿增加,当一个系统对压力刺激没有足够的反应时,其他系统的活动就会增加,因为不活跃的系统没有提供充足的反调节。例如,若皮质醇的分泌在应激反应中没有增加,那么炎症细胞因子的分泌就会增加(Munck A,Guyre PM,Holbrook NJ,1984)。

由于以上四种情况,个体会持续、长期地暴露在环境挑战之中,神经或神经内分泌反应也一直呈现着波动或升高等应激状态,长时间的生理应激会导致生理系统产生一些不可逆的变化,个人资源不足以应对这些累积的压力事件,从而造成疾病。个体为了保持平衡所必需付

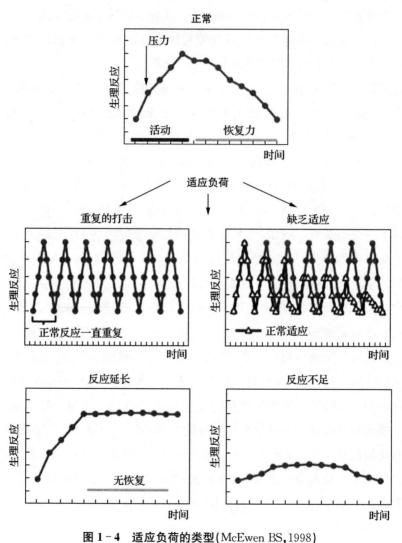

图 1 - 4 适应负荷的类型(McEwen BS,1998)

出的努力即适应负荷,而适应超负荷则是指维持平衡所需的能量超过了个体的能力。适应负荷的概念反映了日常生活中涉及普通事件和重大挑战等经验的累积效应,还包括由此产生的损害健康行为的生理后果,如睡眠不良和其他方面的昼夜节律紊乱、社会孤立、缺乏锻炼和饮食不良等,进一步导致免疫功能受损、动脉粥样硬化、肥胖和脑神经细胞萎缩等疾病。

图1-4中的顶部图显示了正常的应变稳态反应,其中反应是由压力源引起的,在持续适当的时间后关闭。其余的四图说明了四种导致适应负荷的情况:① 来自多个压力源的反复"打击";② 缺乏适应,重复暴露于同一压力源中;③ 无法及时关闭应变稳态系统而导致反应延长;④ 对压力源的反应不足(例如,糖皮质激素分泌不足,导致细胞因子浓度增加,通常由糖皮质激素抵消)。

2.2　适应负荷的测量

2.2.1　适应负荷测量的动物研究

在鸟类生态学研究中,由环境引起的个体生理状态变化,可以通过内分泌参数来测量,生态学家通常通过采集血液或粪便材料来评估物种的生理状况。测定皮质醇(Cort)是研究禽种对环境刺激或应激源的生理状态的最常用的方法之一。例如,Raphae Larlettaz等通过检测黑松鸡粪便中的皮质醇代谢物量化它们的应激激素水平,来研究冬季户外活动对高山自由落地松鸡的干扰效应(Raphaël Arlettaz, Sébastien Nusslé, Baltic M, Vogel P, Palme R & Jenni-Eiermann S, et al., 2015)。皮质醇作为一种生理信号,可以调节鸟类的行为以及新陈代谢,以应对潜在的不利环境条件。当大脑皮层检测到压力源时,将神经信号发送至下丘脑,然后下丘脑向垂体发送激素信号,使垂体向肾上腺或肾间腺发送释放皮质激素的信号。当压力减轻后,负反馈回路会关闭导致 CORT 释放的下丘脑-垂体-肾上腺（HPA）通路。如果压力持续存在，皮质醇保持升高，负反馈回路将停止功能。随着适应超负荷的发生，长期遭受压力的破坏性效应可能开始出现（如免疫抑制、功能衰竭）（Dunlap KD and Schall JJ，1985；Verme LJ & Doepker RV，1988）。研究者大多通过检测粪便中的皮质醇水平来反映动物血浆中皮质醇的残留水平，而不是直接检测血浆中皮质醇水平，主要是由于捕获和处理压力会刺激皮质醇的产生，使得血浆中的 CORT 水平偏高，反映出由研究人员引起的压力，而不是本来所要研究的皮质醇的水平（Romero LM & Reed JM，2005）。对粪便中皮质醇水平的测量可以分为两种：测量游离皮质醇（free Cort）或总皮质醇（total Cort）。游离皮质醇可与受体相互作用，并可导致对应激源的反应，而总皮质醇与载体蛋白结合，不可作用于受体（Breuner CW & Orchinik M，2001；Romero LM，Cyr NE & Romero RC，2006）。不同物种的游离皮质醇和总皮质醇之间可能存在不同的关系。有研究表明，家养麻雀的游离皮质醇在个体受到压力时增加，而总皮质醇保持相对恒定（Breuner CW & Orchinik M，2001；Romero LM，Cyr NE & Romero RC，2006）。因此，确定所测量的皮质醇类型是至关重要的。

测量应激蛋白是确定生物应激水平的另一种方法。应激蛋白是一组高度保守的细胞内多肽，存在于从细菌到人类的所有生物体中，并且在细胞存活中起着至关重要的作用（Sørensen JG，Kristensen TN & Loeschke V，2003）。它们充当细胞内蛋白质的伴侣蛋白，并为细胞体内稳态的改变提供了主要的分子屏障（Tomás G，Martínez J & Merino S，2004）。应激蛋白的主要作用是通过识别和结合暴露的蛋白质来限制未折叠蛋白在合成早期的相互作用，使未折叠蛋白被稳定化，保护其免受破坏性情境的损害，并且随后对破坏进行标记或修复（Willmer PG，Stone GN & Johnston IA，1999）。大多数应激蛋白支持正常的蛋白质折叠并且搜寻细胞中受损的蛋白质,但当细胞暴露于各种应激源中时,一些应激蛋白会出现转录上调。当检测长期或持续暴露于压力下导致的适应负荷水平时,应激蛋白可能是比皮质醇更合适的指标(Washburn BS,Moreland JJ,Slaughter AM,Werner I,Hinton DE & Sanders BM,2001),因为它需要几个小时才能出现在血细胞中,并且比皮质醇停留的时间更长(Martínez-Padilla J, et al.,2004)。Tomás 等人发现,在野外采集样本后 8 小时内,即使不采取冷冻或离心,血液中的应激蛋白水平也不会发生变化(Tomás G,Martínez J & Merino S,2004)。

2.2.2　生物标记法测量适应负荷

目前已有研究尝试通过生物标记法来测量适应负荷。Wiley 等认为,一个出现适应负荷和全系统失调的个体将在涉及应变稳态(allostatic)的多个生理调节系统中表现出某种程度的失调,这种生理失调可以用多个系统的综合指数来评估(Wiley JF,et al.,2016)。如 Robertson 等采用 8 个生物标记变量来反应适应负荷,包括心血管系统的标记[脉搏率、收缩压和舒张压,代谢系统(血清总胆固醇)、高密度脂蛋白胆固醇、腰臀比和糖化血红蛋白];炎症系统(C -反应蛋白)(Robertson T,Beveridge G,Bromley C,2017)。适应负荷的生物学模型侧重于作为自主神经、内分泌、代谢和炎症参数的介质网络的一部分的糖皮质激素失调(Seeman TE,McEwen BS,Rowe JW,Singer BH,2001),它通过一系列生物标志物的综合指数来表达,如:静息收缩压和舒张压、体重指数、腰臀比、高密度脂蛋白和低密度脂蛋白胆固醇、甘油三酯、糖化血红蛋白、空腹血糖、血浆 C -反应蛋白、纤维蛋白原、血清指标白细胞介素- 6、可溶性粘附分子 E -选择素、细胞内粘附分子-1、尿肾上腺素、去甲肾上腺素、皮质醇水平和血清硫酸脱氢表雄酮(DHEA-S)水平(Fava DA,McEwen BS,Guidi J,Gostoli S,Offi-danid E,Sonino N,2019)。

由于多系统网络具有复杂性和动态性,因此使用多个系统的综合指数来反应适应负荷比单独的生物标记物更能够预测死亡率和存在的生理风险(Buckwalter JG,et al.,2016)。Hwang 等设计了一项前瞻性队列研究来探讨适应负荷(AL)在预测台湾地区老年人全因及特定病因死亡率中的作用。通过测量与心血管代谢疾病相关的危险因素,包括收缩压、舒张压、总胆固醇、高密度脂蛋白胆固醇、甘油三酯、糖化血红蛋白、空腹血糖、腰臀比和体重指数;神经内分泌生物标记物,即硫酸脱氢表雄酮、胰岛素样生长因子 1、12 小时尿皮质醇、12 小时尿肾上腺素、12 小时尿去甲肾上腺素和 12 小时尿多巴胺;与炎症和疾病进展相关的生物标记物,包括白细胞、中性粒细胞、白细胞介素-6(IL-6)、血清肌酐和白蛋白,来识别适应负荷。结果发现,较高的适应负荷评分或适应负荷评分的快速增加都显著增加了老年人的死亡率。不管死因如何,适应负荷都能预测 10 年的死亡率,适应负荷评分的快速增加与随后的较高死亡率相关(Hwang AC,Peng LN,Wen YW,Tsai YW,Chang LC,Chiou ST,Chen LK,2014)。Deena 等通过使用包括心血管、炎症、葡萄糖代谢、脂质代谢、交感神经和副交感神经系统以及下丘脑-垂体-肾上腺轴等 24 种生物标志物计算适应负荷评分,显示饮酒者比不饮酒者承担着更高的多系统生理风险(Goldwater D,Karlamangla A,Merkin SS,Seeman T,2019)。

2.3 适应超负荷的概念及评价标准

假如说适应负荷的概念代表了生物体为适应不同的环境需求而需要不断调整内部环境的成本,那么适应超负荷(allostatic overload,AO)则是指由于生活事件和慢性生活压力源的累积相互作用而导致的一种状态,这种状态超过了个人身体的资源,可能对健康构成威胁(Fava GA,Guidi J,Semprini F,Tomba E,Sonino N,2010)。应变稳态累积的结果即适应负荷,如果一个人在环境中叠加额外的不可预测事件的负荷,如疾病、人类干扰和社会互动,那么适应负荷会急剧增加,最终形成适应超负荷。适应超负荷可以分为两种类型:1 型是一种本质上的保护性反应,由环境、食物供应或生理状态的变化触发,且能源需求要高于供应。这种反应的目的是通过改变动物的行为和内在的身体系统来减少不平衡,从而引导动物进入一种生存模式。当能量消耗足够或过量时,会发生 2 型超负荷。2 型超负荷是指皮质类固醇的分泌和其他非稳态介质(如自主神经系统、其他神经递质和促炎性细胞因子)的活性随着适应负荷的增加而上升或下降。如果适应负荷长期居高不下,糖皮质激素的水平也居高不下,食欲增加,可能出现胰岛素抵抗,随后导致脂肪沉积增加(McEwen BS,Wingfield JC,2003)。

目前,绝大多数关于适应负荷的研究主要集中在识别其生物成分上,这些成分被认为在应激与疾病之间起着中介作用。2010 年 Fava 等人提出了在临床环境中评估适应超负荷的具体标准,经过修订后,纳入心身研究诊断标准(DCPR)(见表 1 - 2)(Fava GA,Cosci F,Sonino N,2016)。

标准 A 涉及压力源的规格,考虑事件的全部性质和特殊情况,并对事件的预期压力进行判断,这是非常重要的。一方面,意外事件往往被认为是最具威胁性的挑战,特别是当这些事件对患者具有重大意义,并会导致患者的生活条件、社会和家庭以及工作发生重大变化时;另一方面,一些被个人认为超出了个体应对能力的微妙的、长期存在的生活状况也是一种挑战。因此,意外的生活事件和慢性应激都可以是构成适应负荷的来源。

标准 B 涉及患者的临床表现，包括心理症状、社会和职业功能损害以及对环境的控制等。

表 1-2　适应超负荷的临床标准（A 和 B 是必需的）

标准 A	以近期生活事件和/或慢性压力的形式出现的当前可识别的痛苦源；对压力源的全部性质和全部情况进行评估时，判断压力源使个体身负重担或超过个人应对技能
标准 B	压力源与以下发生在压力源出现后的 6 个月内的一个或多个特征相关： (1) 至少有以下两种症状：入睡困难、睡眠不安、清晨醒来、精力不足、头晕、全身焦虑、烦躁、悲伤、士气低落 (2) 社会或职业功能严重受损 (3) 对环境控制能力的严重损害（被日常生活的需求所淹没）

由 Fava 等提出的在临床环境中评估适应超负荷的具体标准（Fava GA，Cosci F，Sonino N，2016），通常需要通过详细的访谈方法对生活事件进行评估，例如对最近生活事件的访谈（Paykel ES，1987），在实践中应用比较困难，心理社会指数（PSI）被认为是一种可靠的评估适应超负荷折中方案（Sonino N，Fava GA，1998）。心理社会指数是一种基于临床实践的评定量表，它可以通过整合来访者的自我报告和观察者评估的临床判断，从而对个体的心理困扰、疾病行为、社会心理压力和幸福程度进行全面评估。PSI 量表包括两个部分：自我评定部分和观察者评定部分。

自我评定问卷共包括 55 个项目，其中，35 项来自 Kellner 的心理社会问题筛查列表，构成社会人口学和临床数据部分、心理困扰量表和部分压力量表（Kellner R，1991）；6 个项目来自 Ryff's 心理幸福感量表，构成了幸福感部分（Ryff CD，Singer B，1996）；3 个项目来自 Kellner 的疾病态度量表，构成异常疾病行为量表（Kellner R，1986）；最后，根据 Gill 和 Feinstein 的建议，提供了一个关于生活质量的简单直接问卷(Gill TM，Feinstein AR，1994)。整个问卷涵盖了社会人口学和临床数据、压力、幸福、心理困扰、异常疾病行为及生活质量等领域。

　　观察者评定部分要求临床医生根据患者的反应对患者生活的四个方面进行评分：压力、心理困扰、异常疾病行为和幸福感(见本篇附录)。心身研究诊断标准中对适应超负荷的评估标准 A 要求存在可识别的应激源，无论是以近期生活事件还是以慢性压力的形式出现；当评估时，压力源必须被判断为使个体身负重担或超过个人应对技能。标准 A 中对慢性应激源或生活事件应激源的识别，与心理社会指数 PSI 中的应激子量表相对应，包括项目 32~40 和项目 47~54，并且只要个体对第 43 项或第 44 项中的至少一项做出肯定回答，就可以识别出压力源是否使个体身负重担或超过个人应对技能。标准 B 要求压力源至少与精神症状、心身症状、功能受损或幸福受损中的一种特征相关，且这些症状必须在压力源出现后 6 个月内出现。我们可以通过在 PSI 心理困扰分量表(项目 13~27)中达到 11.5 分(75%)以上来确定心理困扰的程度；通过报告第 41、42、45、46、55 项的累计得分等于或低于 7 分(25%)来确定心理健康受损的程度。这与标准 B 相对应。因此，心理社会指数通过同时满足标准 A 和标准 B 来确定适应超负荷的存在(Gostoli S，Bonomo M，Roncuzzi R，Biffi M & Rafanelli C，2016)。由于心理社会指数能够快速而全面地评估压力，所以它是一种非常适合筛选超负荷的量表，尤其是在医疗环境中。

3 适应负荷与疾病

3.1 压力反应:造成伤害的主要因素

长期的、重复性的、无法停止的压力是有害的,长期过量循环儿茶酚胺会产生许多有害影响。例如,在白细胞增多和网状内皮系统活化的初始阶段,随着吞噬作用和抗体形成的增加,表型显著改变为免疫抑制(Flierl MA,Rittirsch D,Huber-Lang M,et al.,2008)。结合它们刺激细菌生长的能力,儿茶酚胺可能因此增加继发感染和进一步发炎的可能性(Lyte M,Freestone PP Neal CP,et al.,2003)。同样,它们在利用底物提供能量方面的作用,包括使肌肉分解以释放丙氨酸和乳酸,这些是重要的能量来源,尤其是当葡萄糖和糖原储备耗尽时。这种反应虽然在短期内是有益的,但肌肉体积和力量的丧失可能是延迟甚至阻止从重病中恢复的一个重要因素(Herndon DN Hart DW,Wolf SE,et al.,2001)。总的来说,长期过量循环儿茶酚胺产生的有害影响包括:导致心律不齐、局部缺血、增加心脏工作量并降低效率、心肌坏死、氧化损伤、损害代谢调节(胰岛素抵抗、高血糖、脂肪分解)、免疫调节、刺激细菌生长、肌肉分解代谢等。

目前已经在许多专业(从心脏病学到神经精神病学)中发现了与压力相关的疾病,例如:应激性心血管综合征、应激相关神经综合征、应激相关呼吸障碍等。

3.1.1 应激性心血管综合征

慢性心理应激导致高血压、心室肥厚、高脂血症、动脉粥样硬化加速、纤维蛋白原和血小板反应性增强,这些都增加了心肌梗死的风险。

有研究表明,在等级制度不稳定的非人类灵长类动物中,占主导地位的雄性和处于从属地位的雌性,动脉粥样硬化的发生率增加(Manuck SB,Kaplan JR,Adams MR,Clarkson TB,1988;Shively CA,Clarkson TB,1994)。在人类中,缺乏对工作的控制会增加患冠心病的风险(Bosma H,Marmot MG,Hemingway H,Nicholson AC,Brunner E,Stansfeld SA,1997),工作压力(高心理需求和缺乏控制)会导致在家时动态血压升高,左心室质量指数增加(Schnall PL,Schwartz JE,Landsbergis PA,Warren K,Pickering TG,1992),并且促使动脉粥样硬化(Everson SA,Lynch JW,Chesney MA,et al.,1997)。慢性压力(疲劳、缺乏能量、易怒和士气低落)和敌意与纤维蛋白原系统和血小板的反应性增加有关,两者都增加了心肌梗死的风险(Raikkonen K,Lassila R,KeltikangasJarvinen L,Hautanen A,1996;Markowe HLJ,Marmot MG,Shipley MJ,et al.,1985)。

儿茶酚胺水平升高会增加心律失常和猝死的风险。值得注意的是:人格类型在决定压力对心血管方面的影响起着重要作用。A型"鹰派"人格具有攻击性、敌对性和竞争性,具有较高的睾酮和儿茶酚胺循环水平。有研究表明,与被动性动物相比,攻击性雄性大鼠的血压更高,更容易发生冠状动脉粥样硬化和全身动脉粥样硬化,这些动物的去甲肾上腺素基线水平较高,在面对威胁时,往往产生更强烈的儿茶酚胺反应(Korte SM,Koolhaas JM,Wingfield JC,et al.,2005)。自主神经功能向交感神经支配的转变,也与恶性快速性心律失常和猝死有关(Sgoifo A,De Boer SF,Buwalda B,et al.,1998)。深部交感神经激活导致内皮损伤和血小板聚集异常增加,易形成血栓(Kaplan JR,Pettersson K,Manuck SB,et al.,1991)。在A型男性中观察到慢性交感神经系统激活和副交感神经拮抗作用减弱(Williams RB Jr,

Suarez EC,Kuhn,CM,et al.,1991),这可能部分解释了为什么他们的心血管疾病患病率增加。虽然被动、无敌意的 B 型"鸽子"人格天生就不那么易怒,缺乏高交感神经负荷,但他们也并非不会患心血管疾病。B 型人格的人更易发生情绪和抑郁障碍,其典型反应是下丘脑-垂体-肾上腺(HPA)轴的激活而不是交感神经发放。皮质醇的长期升高会导致胰岛素抵抗受损以及循环胰岛素水平升高,从而促进体脂沉积、肥胖和血脂异常。再加上被动"鸽型"的人被发现不经常活动,这就增加了进一步代谢异常的风险。代谢综合征是一组疾病的集合,包括胰岛素抵抗、高血糖、高甘油三酯血症、高密度脂蛋白胆固醇降低、向心性肥胖和高血压。由此可见,"鸽型"人格也容易患动脉粥样硬化。

早在 1990 年日本就首次报道了应激性心肌病。应激性心肌病患者可能会出现胸痛或心力衰竭,此时心电图仪可能会显示出局部缺血和心肌酶升高,但血管影像通常是正常的。左心室功能障碍伴随着室壁运动异常,左心室通常类似于颈短而体肥的烧瓶,这种现象被称为章鱼壶(Takotsubo)。这种情况与血浆儿茶酚胺水平显著升高(高达基础水平的 34 倍)有关(Wittstein IS, Thiemann DR, Lima JAC, et al.,2005),导致类似于惊厥的心脏功能障碍。渡边等人描述了在地震发生后的几周内,在心理受到创伤但身体没有受伤的幸存者中,猝死和章鱼壶心肌病的发病率都有所上升(Watanabe H,Kodama M,Okura Y,et al.,2005)。这种现象也可能发生在经历突然的身体压力之后。研究表明,有 10% 的急性神经损伤(如头部外伤和急性颅内出血)患者有缺血性心电图改变、左心室功能受损和酶升高(Lyon AR,Rees PS,Prasad S,et al.,2008),组织学显示白细胞浸润和收缩带坏死。在嗜铬细胞瘤及其他可怕情况下死亡的人中(例如致命性哮喘)以及由儿茶酚胺输注引起的心力衰竭的实验模型中,也可以看到类似的变化。这些发现支持肾上腺素诱导心肌细胞顿抑的理论。其可能的机

制包括 β_1 肾上腺素能受体下调,进而转向更多负性肌力 β_2 表型。尽管通过对抗高儿茶酚胺负荷的促凋亡作用可能起到保护心脏的作用,但这可能以降低收缩力为代价。儿茶酚胺也是导致心肌细胞直接损伤的氧自由基的潜在来源(Wittstein IS,Thiemann DR,Lima JAC,et al.,2005)。此外,儿茶酚胺还可能导致心外膜痉挛、微血管功能障碍和伴有流出道梗阻的肥大。

值得注意的是,章鱼壶心肌病在女性中更为常见(Cruickshank JM,Neil-Dwyer G,Degaute JP,et al.,1987),女性的基础肾上腺素和应激性肾上腺素水平通常远低于男性,后者在应激反应中产生更高水平的肾上腺素。此外,雌激素可减少肾上腺素能受体刺激介导的基因表达变化。男性似乎对儿茶酚胺介导的血管收缩更敏感,因此,在儿茶酚胺激增后,它们可以产生更强烈的急性心脏毒性,导致致命的事件,而女性似乎更容易受到交感神经介导的心脏顿抑和心肌病的影响。有趣的是,如果没有进一步的应激事件发生,这种综合征在几天到几周内是可以迅速改善的。在这种情况下,β 受体阻滞剂可以作为一种有效的治疗策略(Wittstein IS,Thiemann DR,Lima JAC,et al.,2005),并且可以运用于减少孤立性头部创伤后的心肌损伤(McEwen BS,2007)。但 β 受体阻滞剂也可能诱发刺激物的传导,增强负性肌力状态,从而可能使临床病情恶化(McEwen BS,2008)。

3.1.2　应激相关神经综合征

反复的压力会影响大脑功能,尤其是海马体,海马体中皮质醇受体浓度很高(McEwen BS,1998)。急性应激可提高肾上腺类固醇和肾上腺素的分泌,促进和改善记忆,从而促进个体在急性事件中生存,这些影响通常是短期的。然而,反复或长期的应激会导致兴奋性氨基酸和糖皮质激素驱动的锥体树突萎缩,海马树突分支减少,齿状回神经元数量减少（Cruickshank JM, Neil-Dwyer G, Degaute JP, et al., 1987），长期的压力可以永久性地破坏海马组织。在压力相关疾病，如抑郁症、创伤后应激障碍和库欣综合征的影像学上可看到海马萎缩，证实了压力对海马的影响（McEwen BS, 2008）。

海马体参与语言记忆，对"语境"的记忆尤其重要，语境是具有强烈情感偏向的事件发生的时间和地点（Eichenbaum H, Otto T, Cohen NJ, 1992; LeDoux JE, 1995）。此外，糖皮质激素参与记忆发生情绪激动事件的情境（Pugh CR, Tremblay D, Fleshner M, Rudy JW, 1997），海马损伤降低了环境记忆的可靠性和准确性。这可能会使获取确定某一局势是否造成威胁所需的信息受阻，从而加剧压力（Sapolsky RM, 1990），海马还调节应激反应并抑制 HPA 轴对应激的反应（Jacobson L, Sapolsky R, 1991; Herman JP, Cullinan WE, 1997）。

应激性海马功能障碍和记忆障碍的机制是双重的。首先，急性应激增加了皮质醇的分泌，这抑制了海马和颞叶维持短期记忆的机制（Kirschbaum C, Wolf OT, May M, Wippich W, Hellhammer DH, 1996; McEwen BS, Sapolsky RM, 1995）。压力会在短期内损害记忆，但幸运的是，这些影响是可逆的，且相对短暂（Lupien SJ, McEwen BS, 1997）。反复的应激通过糖皮质激素和应激期间及应激后释放的兴奋性氨基酸神经递质的机制，导致海马 CA3 区锥体神经元树突萎缩（McEwen BS, et al., 1995）。如果应激是短暂的，这种萎缩是可逆的，但是持续数月或数年的应激可以杀死海马神经元（Uno H, et al., 1989）。在动物实验中还发现，长期应激加速了大鼠衰老的几种生物学标志物的出现，包括海马锥体神经元的丢失和 CA1 区锥体神经元的兴奋性（Kerr DS, Campbell LW, Applegate MD, Brodish A, Landfield PW, 1991）。糖皮质激素可能通过增强海马的钙电流介导这些效应，因为钙离子在海马神经元的破坏性和可塑性过程中起着关键作用

(Kerr DS,Campbell LW,Thibault O,Landfield PW,1992；Choi DW, 1988；Mills LR,Kater SB,1990；Mattson MP,1992)。老年大鼠应激后海马中兴奋性氨基酸谷氨酸的持续释放也可能导致与年龄相关的神经元损伤(Lowy MT,Wittenberg L,Yamamoto BK,1995)，并可能加剧萎缩甚至神经元丢失。早期应激和新生幼鼠处理(infantile handing,处理过程包括将幼鼠从笼子中取出,将它们放在一个小容器中, 几分钟后再将它们放回笼子,回到母亲身边)会影响个体的衰老过程以及与年龄有关的认知障碍。早期的经验被认为设定了 HPA 轴和自主神经系统的反应性水平。这些系统在受到早期不可预测压力的受试动物中表现出反应过度,并且在经过处理的受试动物中表现出反应不足。在前一种情况下,大脑老化加速,而在后一种情况下,大脑老化则减少(Meaney MJ,Tannenbaum B,Francis D,et al.,1994)。

3.1.3　应激相关呼吸障碍

阻力性呼吸是一种在疾病状态下遇到的压力性挑战,如哮喘和慢性空气流动受限,与气道炎症和细胞因子负荷有关。剧烈呼吸会导致促炎细胞因子的释放,从而导致呼吸肌疲劳、结构损伤和蛋白质降解, 在一定程度上成为慢性病消耗的原因(Vassilakopoulos T,Zakynthinos S,Roussos C,1996)。促炎细胞因子还诱导 HPA 轴激活和 β-内啡肽释放,影响中枢呼吸控制、睡眠觉醒周期、疲劳感觉和脑功能(Vassilakopoulos T,2004)。β-内啡肽降低呼吸肌的活性,导致呼吸更浅、更快,可能是为了尽量减少进一步的伤害。

呼吸困难与焦虑密切相关。外周呼吸机械感受器的感觉反馈可能对这种呼吸感觉有显著的贡献。在戒掉对机械通气的依赖过程中, 呼吸努力可能被视为与所获得的呼吸不相称,这种"神经通气分离"反映了期望与现实之间的差异,并引发心理和神经、体液反应,尤其是容易引发焦虑和困扰（Vassilakopoulos T，Zakynthinos S，Roussos C，1996），焦虑会产生多种生理后果。较高的呼吸频率会增加呼吸作用，同时肌肉张力的升高也会增加呼吸作用。肌肉失调导致呼吸不协调，再次增加负荷。循环儿茶酚胺升高，增加心室后负荷和心脏工作量。这类患者更容易出现严重的重症监护室并发症，需要长期的通气，更难以戒掉对机械通气的依赖，并伴有相关疾病发作和死亡。

3.1.4　压力对免疫系统的影响

免疫系统以其自身的应变稳态形式对病原体或其他抗原做出反应，可能包括急性期反应以及免疫"记忆"的形成。同时，其他应变稳态系统，例如 HPA 轴和自主神经系统，往往会包含急性反应并削弱细胞免疫力（McEwen BS，Biron CA，Brunson KW，et al.，1997）。然而，并非所有的影响都是抑制性的。急性应激导致淋巴细胞和巨噬细胞在全身重新分布，并在血管壁和某些部位（如皮肤、淋巴结和骨髓）上"边缘化"。这种"交换"在一定程度上是由糖皮质激素介导的（Dhabhar FS，Miller AH，McEwen BS，Spencer RL，1995；Miller AH，Spencer RL，Hassett J，et al.，1994；Herbert TB，Cohen S，1993）。如果没有遇到免疫挑战，激素应激信号停止，免疫细胞就会返回血液。然而，当挑战发生时，就像延迟型超敏反应一样，急性应激会增强淋巴细胞和巨噬细胞向面临急性挑战的部位运输（Dhabhar FS，1996；Dhabhar FS，McEwen BS，1996）。急性应激的免疫增强作用依赖于肾上腺分泌，持续3～5天。急性应激具有将免疫细胞召唤到它们的战斗地点的作用，这种形式的转移增强了已经建立的免疫"记忆"的反应（Dhabhar FS，Miller AH，McEwen BS，Spencer RL，1996）。如果免疫逻辑记忆是病原体或肿瘤细胞的，应激的结果可能是有益的。相反，如果免疫记忆导致自身免疫或过敏反应，那么应激很可能会加剧病理状态。当通过重复的应激增加非稳态负荷时,结果完全不同;延迟的超敏反应实质上是被抑制而不是增强。慢性应激导致的细胞免疫抑制的后果包括普通感冒的严重程度增加,同时感冒病毒抗体滴度增加(Cohen S,Tyrrell DAJ,Smith AP,1991)。在实验动物中,重复应激也导致反复内毒素血症,这降低了 HPA 轴对多种刺激的反应性,并降低了细胞因子肿瘤坏死因子的产生(Hadid R,Spinedi E,Giovambattista A,Chautard T,Gaillard RC,1996)。

3.2　压力反应的个体差异

　　环境条件可能会对不同个体的适应负荷产生不同的影响(Korte SM,Koolhaas JM,Wingfield JC,et al.,2005)。外来物种通过对环境、食物供应、季节、社会地位和环境变化的适应得以进化。然而,压力诱导适应的代价是超负荷和压力相关疾病。根据达尔文主义的观点,有机体应对压力的适应性策略是不尽相同的。一组生物中的同质性限制了适应,对生存不利,而变异则允许在不同的情况下获得竞争优势。事实上,不同的行为特征在进化和自然选择方面提供了不同的优势和劣势。比如,好斗、积极主动的"鹰派"采用的适应策略往往具有对抗性,并且倾向于代谢大量的能量,因此他们更适合生存于食物来源丰富的高密度人群中;另一方面,注重合作、被动的"鸽派"往往能够更谨慎、被动地处理情况,倾向于产生较低的能耗,因此当种群密度较低、食物更稀缺时,"鸽派"则处于生存的优势地位。

　　由此可见,每种行为类型都容易受到不同的适应负荷的影响,故有些人比其他人更容易患上与压力有关的疾病。基于遗传、发展和经验因素的相互作用,个体在压力的应对方式上存在显著差异。遗传因素并不能解释所有个体对压力易感的变异性,同卵双胞胎之间的不一致性就证明了这一点(Plomin R,1990)。早年的生活经历在决定一个人对压力源的反应方面可能更为重要。例如,早期的身体虐待或性虐待会导致长期的情绪问题和大脑结构、功能的改变,增加抑郁、创伤后应激障碍、特发性疼痛障碍、药物滥用和反社会行为的风险(McEwen BS,2007)。相反,一个积极的社会支持网络和良好的自尊可能会对适应负荷产生积极影响。

3.3 适应负荷与疾病的关系

3.3.1 应变稳态与疾病的关系

一项由 Valdez 和 Koob(2004)进行的研究表明,促肾上腺皮质激素释放因子(CRF)和抗焦虑神经肽 Y(NPY)之间的相互作用与酒精中毒有关。CRF 水平升高可能会推动酗酒行为,从而减轻痛苦并增加与奖赏相关的 NPY 水平。这种关系是一个很好的例子,说明当系统受到压力时,短暂的应变稳态状态是如何变成慢性病理生理的。随着时间的流逝和长期酗酒,以及耐受性和敏感性的发生,该过程成为生理上必然失调的根源(Valdez & Koob,2004)。图 1-5 中描述了 CRF 和 NPY 之间的关系。这种动态的病理生理过程同时发生在多个系统的结合中。了解这种模式使我们离确定特定疾病产生途径的目标更近了一步。

在酗酒的情况下,通过致敏和耐受过程,NPY 的最初增加和 CRF 的减少变得迟钝。随着时间的流逝,NPY 和 CRF 的应变稳态范围变得越来越失调,这种应变稳态状态就变成了适应负荷。

应变稳态状态还可能表现为日间 HPA 轴功能异常,这可以用于识别疾病易感性。Chida 等对 62 项研究的分析得出结论,皮质醇唤醒反应是一种正常的昼夜节律机制,可以通过新陈代谢为我们开始新的一天做好准备,它与工作场所压力和一般生活压力呈正相关,而与倦怠、疲惫的症状呈负相关(Chida & Steptoe,2009)。有研究表明,大约

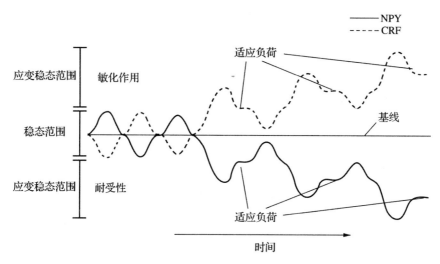

图1-5 长期酗酒后神经肽Y(NPY)和促肾上腺皮质激素
释放因子(CRF)系统的失调(Valdez & Koob,2004)

20%～25%患有与压力相关的疾病,例如慢性疲劳综合征、纤维肌痛、创伤后应激障碍、倦怠以及非典型抑郁症的患者,都会出现皮质醇缺乏的现象,见图1-6(Juster,Seeman,et al.,2016)。与此同时,下午和晚上HPA轴功能的增加也与抑郁症状相关(Deuschle,et al.,1997;Muhtz,Zyriax,Klahn,Windler,& Otte,2009)。主要存在于海马的盐皮质激素受体(MR)和糖皮质激素受体(GR)的双重系统控制肾上腺类固醇的反馈抑制作用。MR对糖皮质激素有很高的亲和力,被认为主要控制循环糖皮质激素的低基础昼夜水平。相反,低亲和力糖皮质激素受体(GR)控制高应激水平的激素(Ratka A,Sutanto W,Bloemers M,De Kloet ER,1989;De Kloet ER,1991)。抑郁症患者在下午和傍晚皮质醇分泌发作提前和间歇期缩短,可最大程度地减少高亲和力MR未被使用的时间。几乎总是被占用的受体不能适当地发挥其调节功能。MR功能受损可能与控制HPA活性的基础和昼夜节律功能受限的能力有关。抑郁症患者的皮质醇增多症和血浆促肾上腺皮质激素过高是由于下丘脑水平的搏动性 HPA 活性增加,可能反映了中枢部位的反馈改变。皮质醇分泌间歇期的缩短可能会阻止皮质醇在中枢部位与 MR 受体分离,从而进一步损害 MR 受体功能,如对 HPA 系统的反馈敏感性和昼夜调节的控制。

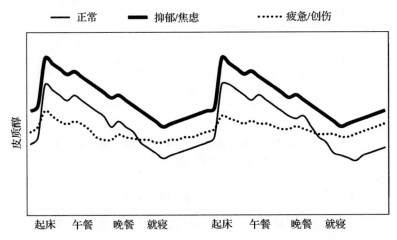

图 1 - 6　正常状态下和心理病理状况下的日间皮质醇特征
(Juster RP,Russell JJ,Almeida D & Picard M,2016)

3.3.2　药理学适应负荷

适应负荷及应变稳态系统是一种非线性、紧急、自组织、多维度、多层次、多系统和基于网络的结构(Galen Buckwalter J,et al.,2015)。适应负荷模型解释了多种生物过程的加合效应,这些生物过程加速了与压力有关的病理生理,尤其是中枢神经系统。与压力有关的精神疾病,例如焦虑症和神经症,已被证实与具有认知意义的下丘脑-垂体-肾上腺相关,而用来治疗这些心理疾病的药物可能会对适应负荷参数和认知功能造成影响。

Juster 等提出药理学适应负荷(allostatic load,AL)的概念(Juster RP,et al.,2011),这是指药物可能产生的不良反应可无意间促使个人修复受医疗手段(如服药等)影响的生物系统。例如,吸烟经常被用来减轻抗精神病药物的不良副作用,但是吸烟会进一步增加适应负荷水平,并加剧并发症的发生。这种药物导致的行为上的"副作用"体现了适应不良的非稳态机制,从而使患者努力重新调节与认知和动机相关的药物改变的神经传递素功能。不健康的代偿行为可能被用来重新调节由药物抑制所导致的反馈机制的改变(Bizik G,et al.,2013)。Soria 等通过阿普唑仑对 Estres 调节作用的 Gador 研究(Gador study of Estres Modulation by Alprazolam,GEMA,这是一项前瞻性的观察研究,通过按需分配不同剂量的阿普唑仑多糖进行控制)来探讨苯二氮草类药物对焦虑的治疗如何影响适应负荷。他们认为治疗的目的是帮助预防适应负荷的影响,促进弹性适应,获得更好的认知表现,并做出更健康的决定,进而获得更好的生活质量,因此研究药物治疗带来的影响不容忽视(Soria CA,et al.,2015)。药理学适应负荷的概念显示了适应负荷与继发于严重精神疾病的并发症相关的健康行为的特殊前景。例如,抗精神病药物与药理学适应负荷的三种主要神经化学效应有关,即多巴胺能、乙酰胆碱能和卵磷脂系统(Juster RP,Bizik G,Picard M,Arsenault Lapierre G,Sindi S,Trepanier L,et al.,2011)。在此模型中,患有严重精神疾病的患者可能会有不健康的行为(例如吸烟),以抵消药物对这些系统的影响(图 1-7)。图中所描述每一个领域的中心都是慢性应激的直接或间接影响以及伴随非稳态负荷介质。

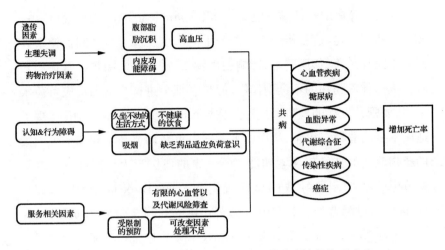

图1-7　精神分裂症和双相情感障碍的共病途径和死亡率

(Bizikt G，et al.，2013)

4　适应负荷的应用研究

　　Roepke 等探究了与非护理者相比,阿尔茨海默病护理者是否具有更高的适应负荷,以及照顾状态与适应负荷之间关系的潜在心理调节因素。他们选取了 87 名护理者和 43 名非护理者接受了适应负荷的生物学评估和心理评估,结果发现,与非护理者相比,护理者有更高的适应负荷。掌控感(mastery)缓和了照顾状态和适应负荷之间的关系,是照顾状态和适应负荷之间关系的一个重要调节因素。这表明,护理压力可能会通过适应负荷增加未来身体健康状况受损的风险(Roepke SK,et al.,2011)。

　　Offidani 等于 2012 年对健康人群与适应超负荷进行探究,他们通过对献血人群中适应超负荷(AO)的心理和生物学相关性进行研究,选取 240 名献血者,进行血样分析,根据适应超负荷的临床评价标准筛选出超负荷的受试者,探究有无超负荷的受试者之间的生物标志物差异。结果发现,与非超负荷受试者相比,超负荷受试者的血清蛋白、红细胞和免疫细胞数均较低,并且适应超负荷组受试者的平均红细胞体积更大。这项对适应超负荷者生物标志物的研究,有助于识别那些由于超过个人资源而对健康构成威胁的情况(Offidani E & Ruini C,2012)。

　　2013 年,Offidani 等对心房颤动患者的适应超负荷进行了研究。心房纤颤(AF)是一种常见的心律失常,75 岁以上的人群中有 10% 的人都会受其影响。房颤是一种慢性疾病,同时影响精神健康和生活质量。Offidani 等进行实验研究来验证适应超负荷的定义能否区分房颤患者是否具有临床心理困扰的高风险。他们招募了 62 名有房颤病史的门诊患者，并使用以下工具进行评估：基于 AO 标准的结构化问题、用于评估是否存在精神病的 DSM-Ⅳ（SCID-Ⅰ）结构化临床访谈，以及基于心身研究诊断标准的访谈，以衡量心身综合征的存在。结果发现，在精神病变量方面，AO 患者比无 AO 患者更容易被诊断为轻度抑郁、广泛性焦虑和惊恐障碍。此外，与无 AO 的房颤患者相比，AO 患者更容易出现健康焦虑和沮丧，这表明适应超负荷的界定有助于医生更容易识别危险表现和临床相关信息（Offidani E，Rafanelli C，Gostoli S，Marchetti G & Roncuzzi R，2013）。

Arroll 探讨了肌痛性脑脊髓炎/慢性疲劳综合征（ME/CFS）与适应超负荷之间的关系，他认为对应激的不良反应是 ME/CFS 中一个关键的启动和持续因素。肌痛性脑脊髓炎/慢性疲劳综合征是一种以疲劳、疼痛、睡眠障碍和自主神经功能障碍等多种症状为特征的衰弱状态。在患有 ME/CFS 的情况下，个体受到病毒或细菌感染、物理/心理创伤等，将会使其在病理生理变化加剧时更易受到伤害，这与"当非稳态事件的聚集效应受到不可预测事件的影响时会出现'适应超负荷'的适应负荷理论"相一致。非稳态状态本身以及伴随它们的症状和感觉（疲劳、疼痛、睡眠障碍等）都会成为额外的"压力"，增加适应负荷。实证研究表明，患有 ME/CFS 的患者若时常感到症状加重，这种感受会对身体状况产生负面影响并导致疾病的复发。用"应变稳态"模型作为理解 ME/CFS 的框架，认识到人体自身用来应对压力的生理机制，即非稳态状态（例如炎症性细胞因子升高）本身也会导致疾病的延续。这将对理解和治疗 ME/CFS 具有重要的意义，解决非稳态状态的干预措施可以纳入当前的症状管理计划中（Arroll & Anne M，2013）。

Tomasdottir 等对不良童年经历与非稳态、适应负荷进行了研究，通过实验来探讨自我报告的童年生活质量与成人多发病率之间的关系。他选取了 37 612 名受试者，根据他们自述的童年质量将其进行分类，比较自我报告童年生活质量高与低的受试者其童年生活质量、行为模式、非稳态负荷和多发病率之间的关系。结果显示，70％的受试者测得的适应负荷参数显示出与童年经历有关；自我报告童年生活质量非常好的受试者患有多种疾病的比例为 44.8％，而童年生活非常困难的受试者患有多种疾病的比例为 77.1％，OR 值为 5.08。此项研究表明，自我报告的童年生活困难和多发病、个体疾病负担和生物干扰之间存在不同级别的联系，且适应超负荷是童年不良环境在生物学上体现的重要途径(Tomasdottir MO, et al., 2015)。

Gudi 等对充血性心力衰竭患者的适应超负荷与心理困扰和健康状况的关系进行了研究，采用半结构访谈、心理社会指数(PSI)、Kellner 症状问卷(SQ)、抑郁症的临床访谈等对 70 例充血性心力衰竭患者进行了适应超负荷评估。结果发现：女性比男性更容易报告适应超负荷；适应超负荷患者的心理困扰程度明显高于未报告适应超负荷的患者；在心脏危险因素中，高血糖被发现与适应超负荷的存在显著相关。研究表明，充血性心力衰竭患者，特别是那些表现出适应超负荷患者的心理困扰，对医疗结果和生活质量的负面影响呈显著相关(Guidi J, et al., 2016)。

Gostoli 等对植入性心脏复律除颤器(ICD)与适应超负荷进行了研究。植入性心脏复律除颤是预防一级和二级心脏性猝死的重要治疗手段。然而，即使在没有医疗并发症的情况下，适应超负荷往往与植入后有害的心理社会影响有关。Gostoli 等对接受心脏复律除颤治疗前患者的心理状态进行了评估，重点关注急、慢性疼痛，如焦虑、抑郁、D 型人格、心身综合征和适应超负荷(AO)，并评价这些心理变量是否会影响心脏复律除颤结果和生存。结果发现:36.8%的样本出现焦虑,17.9%的样本出现抑郁症;在心身综合征中,影响病情的心理因素最为常见;D型人格占 12.8%,中度 AO 占 16.2%,重度 AO 占 4.3%;25.6%的患者有心脏复律除颤术后并发症,6%死亡;重度 AO 是唯一的生存预测因子。这表明,一项可靠的压力评估和应对能力(适应超负荷)可能有助于识别 ICD 术后并发症和死亡风险较高的患者(Gostoli S,Bonomo M,Roncuzzi R,Biffi M & Rafanelli C,2016)。

Leombruni 等对纤维肌痛症门诊患者中适应超负荷的发生率进行了调研。纤维肌痛(FM)是一种慢性综合征,其特征不仅在于广泛的肌肉骨骼疼痛,还在于许多心理症状,包括睡眠中断或恢复性睡眠、疲劳、僵硬、情绪障碍和认知障碍。在心理因素中,纤维肌痛被认为是与压力相关的综合征。Leombruni 等使用《心身医学研究用诊断标准》评估了 107 名女性纤维肌痛门诊患者样本中的适应超负荷的发生率,结果发现,在 78%的患者中发现至少一种 DCPR-R 心身综合征,而在 31%的患者中发现了两种或多种综合征;四分之一的患者发生了适应超负荷。大约 80%的受访者中 DCPR-R 心身综合征的出现似乎证实了研究心身因素的重要性,考虑在这些患者中存在的社会心理问题,所以充分了解纤维肌痛症病因和疾病进展的适当性尤为重要。由此可见,更好地理解适应超负荷可能会影响治疗过程(Leombruni P,Zizzi F,Pavan S,Fusaro E & Miniotti M,2019)。

Ullmann 等通过动物实验对慢性应激与适应负荷进行了研究。慢性应激不仅影响我们的心理健康和幸福,而且还影响我们的身体健康,其在焦虑、抑郁和其他精神疾病,糖尿病、心血管疾病和神经系统疾病,以及一系列的炎症和代谢状态中起着多重作用。Ullmann 等使用 28 只雄性 Sprague-Dawley 大鼠进行标准的高架迷宫(EPM)测试来研究与进行被动(防御)应激反应(PDR)的大鼠相比,在慢性捕食应激后进行主动(进攻)应激反应(AOR)的大鼠是否会显示出焦虑和血浆皮质醇降低、谷氨酸降低和杏仁核中的乳酸升高。结果发现,在慢性捕食应激后 AOR 比 PDR 大鼠皮质醇、谷氨酸 Glu/甘氨酸 Gln 和焦虑降低,表明 AOR 表型中可能存在内源性平静的心理生理机制。同时在过度应激的 AOR 大鼠中也观察到,非稳态(适应负荷及非稳态状态)导致 Glu 水平降低。由此可见,非稳态可能是大鼠适应慢性应激的保护机制,但仍需要进一步的研究以确定是否存在类似的机制来处理人类的慢性应激(Ullmann E,Perry SW,Licinio J,Wong ML,Dremencov E,Zavjalov EL & Moshkin MP,2019)。

5 适应负荷的研究展望

综上所述,我们已经对适应负荷的概念、作用机制、测量及判定方式以及适应负荷对疾病的影响进行了总结。我们应该以辩证的眼光看待压力:压力是身体抵御外源或内源侵害的重要组成部分,压力能够促进适应,短期内适当的压力是有保护性的;然而长期、过度的压力会损害身体的非稳态反应,导致病理学改变。稳态理论和非稳态理论为我们进一步认识应激性疾病提供了一种强有力的理论框架。在累积压力条件下,多系统活动随着适应负荷的"磨损"而"衰减"。

在了解了应变稳态与适应负荷的理论后,我们将对"非稳态"理解运用到对重危病人死亡风险和并发症的判断,以及病人的管理中去:

在危重疾病中多器官功能障碍或衰竭显然与刺激反应过度有关,同时产生过多的促刺激和抗刺激介质。高基础水平的血浆皮质醇往往是判断随后死亡的一个强有力的指标。严重的心肺损伤后,器官灌注的最初下降导致稳态和应变稳态调节机制的早期补偿,后者由循环糖皮质激素和儿茶酚胺的快速变化以及自主功能协调来实现。然而,严重和长期的供能不平衡将导致"1 型异基因超载"。除非灌注迅速恢复,否则维持其正常功能过程的细胞将耗尽其能量储备;一旦三磷酸腺苷水平降至临界阈值以下,细胞死亡途径将被激活。除此之外,在许多疾病的治疗和康复过程中,适应负荷也产生了很大的影响,重度适应超负荷甚至在某些情况下成为唯一的生存预测因子。

在对病人的管理过程中,过去我们通常采用稳态理论的观点来思考,当一个变量偏离其设定值时,患者管理的重点主要是将"不适当"的值恢复为"正常",用药物或机械支持装置治疗这些异常数字,以"消除"被破坏的低水平机制。然而在过去的 10～15 年中,重症监护医生已经认识到,通过额外输血或机械通气等方式,为生理正常化提供短期的治疗是适用的,但中长期使用则会带来更大的危害。因此,用非稳态的视角来看待病人的管理是合理的,病患管理者需要变得更宽容,允许可接受范围内氧气、二氧化碳、血红蛋白和血压的异常水平,防止"过度"喂养。

总而言之,适应负荷的影响不容小觑,我们应进一步加强对适应负荷的研究。

参 考 文 献

［1］Hwang A C,Peng L N,Wen Y W,et al. Predicting All-Cause and Cause-Specific Mortali-
ty by Static and Dynamic Measurements of Allostatic Load:A 10-Year Population-Based
Cohort Study in Taiwan［J］. Journal of the American Medical Directors Association,
2014,15(7):490－496.

［2］Arroll M A. Allostatic overload in myalgic encephalomyelitis/chronic fatigue syndrome
(ME/CFS)［J］. Medical Hypotheses,2013,81(3):506－508.

［3］Bardone AM,Moffitt TE,Caspi A,et al. Adult mental health and social outcomes of ado-
lescent girls with depression and conduct disorder［J］. Development and Psychopatholo-
gy,1996,8(4):811－829.

［4］Beauchaine TP,Klein DN,Crowell SE,et al. Multifinality in the development of personal-
ity disorders:A Biology * Sex * Environment interaction model of antisocial and border-
line traits［J］. Development and Psychopathology,2009,21(3):735－770.

［5］Bizik G,Picard M,Nijjar R,et al. Allostatic Load as a Tool for Monitoring Physiological
Dysregulations and Comorbidities in Patients with Severe Mental illnesses［J］. Harvard
Review of Psychiatry,2013,21(6):296－313.

［6］Bosma H,Marmot M G,Hemingway H,et al. Low job control and risk of coronary heart
disease in Whitehall Ⅱ(prospective cohort) study［J］. BMJ,1997,314(7080):558－565.

［7］Breuner C W, Orchinik M. Seasonal regulation of membrane and intracellular corticoste-
roid receptors in the house sparrow brain［J］. Journal of Neuroendo Cirnoloy,2001,13
(5):412－420.

［8］McEwen B S. Seminars in medicine of the beth israel deaconess medical center:protective
and damaging effects of stress mediators［J］. New England Journal of Medicine,1998,338
(3):171－179.

［9］McEwen B S &. Wingfield JC. The concept of allostasis in biology and biomedicine［J］.
Hormones and Behavior,2003,43(1):2－5.

［10］Galen Buckwalter J,Castellani B,McEwen B,et al. Allostatic load as a complex clinical construct:a case-based computational modeling approach[J]. Complexity,2016,21(S1):291-306.

[11] Chida Y,Steptoe A. Cortisol awakening response and psychosocial factors:A systematic review and meta-analysis[J]. Biological Psychology,2009,80(3):265-278.

[12] Choi D W. Calcium-mediated neurotoxicity:relationship to specific channel types and role in ischemic damage[J]. Trends in Neurosciences,1988,11(10):465-469.

[13] Cicchetti D,Rogosch F A. Equifinality and multifinality in developmental psychopathology[J]. Development and Psychopathology,1996,8(4):597-600.

[14] Cicchetti D. Amultiple levels of analysis perspective on research in develop mental psychopathology[M]. Child and Adolescent Psychopathology,2008:27-57.

[15] Cohen S,Tyrrell D A,Smith A P. Psychological stress and susceptibility to the common cold[J]. New England Journal of Medicine 1991,329(9):606-612.

[16] Cruickshank JM,Neil-Dwyer G,Degaute JP,et al. Reduction of stress/catecholamine induced cardiac necrosis by beta 1-selective blockade[J]. Lancet,1987,2(8559):585-589.

[17] De Kloet ER. Brain corticosteroid receptor balance and homeostatic control[J]. Front Neuroendocrinol,1991,12(2):95-164.

[18] Deuschle M,Schweiger U,Weber B,et al. Diurnal activity and pulsatility of the hypothalamus pituitary adrenal system in male depressed patients and healthy controls[J]. Journal of Clinical and Endocrinological Metabolism,1997,82(1):234-238.

[19] Dhabhar FS,McEwen BS. Stress-induced enhancement of antigen-specific cell-mediated immunity[J]. J Immunol,1996,156(7):2608-2615.

[20] Dhabhar FS,Miller AH,McEwen BS,et al. Stress-induced changes in blood leukocyte distribution:role of adrenal steroid hormones[J]. J Immunol,1996,157(4):1638-1644.

[21] Dhabhar FS,Miller AH,McEwen BS,et al. Effects of stress on immune cell distribution:dynamics and hormonal mechanisms[J]. J Immunol,1995,154(10):5511-5527.

[22] Dunlap KD & Schall JJ. Hormonal alterations and reproductive inhibition in male fence lizards (Sceloporus occidentalis) infected with the malarial parasite Plasmodium mexicanum[M]. Phys. Zool,1995:608-621.

[23] Eichenbaum H,Otto T,Cohen NJ. The hippocampus — what does it do? [J]. Behav Neural Biol,1992,57(1):2-36.

[24] ES. Paykel. Methodology of life events research,in:GA Fava,T. N. Wise (Eds.)[J]. Research Paradigms in Psychosomatic Medidne,Advances in Psychosomatic Medicine, Karger,Basell,1987,17:13-29.

[25] Everson SA,Lynch JW,Chesney MA,et al. Interaction of workplace demands and cardiovascular reactivity in progression of carotid atherosclerosis:population based study[J]. BMJ,1997,314(7080):553-558.

[26] Fava GA,Cosci F,Sonino N. Current psychosomatic practice[J]. Psychother Psychosom,2017,86(1):13-30.

[27] Fava G A,Guidi J,Semprini F,et al. Clinical assessment of allostatic load and clinimetric criteria[J]. Psychother Psychosom,2010,79(5):280-284.

[28] Flierl MA,Rittirsch D,Huber-Lang M,et al. Catecholamines—crafty weapons in the inflammatory arsenal of immune/inflammatory cells or opening Pandora's box? [J]. Mol Med,2008,14(3):195-204.

[29] Ganzel BL,Morris PA &. Wethington E. Allostasis and the human brain:Integrating models of stress from the social and life sciences[J]. Psychological Reviews,2010,117(1):134-174.

[30] Gerin W,Pickering TG. Association between delayed recovery of blood pressure after acute mental stress and parental history of hypertension[J]. J Hypertens,1995,13(6):603-610.

[31] Gill TM,Feinstein AR. A critical appraisal of the quality of quality-of-life measurements [J]. JAMA,1994,272(18):619-626.

[32] Fava GA,McEwenc BS,Guidi J,et al. Clinical characterization of allostatic overload,Psychoneuroendocrinology,2019,108:94-101.

[33] Goldwater D,Karlamangla A,Merkin SS,et al. Compared to non-drinkers,individuals who drink alcohol have a more favorable multisystem physiologic risk score as measured by allostatic load. PloS one,2019,14(9):e0223168.

[34] Goodyer IM,Dubicka B,Wilkinson P,et al. Selective serotonin reuptake inhibitors (SSRIs) and routine specialist care with and without cognitive behaviour therapy in adolescents with major depression:Randomised controlled trial. British Medical Journal,2007, 335:142.

［35］Gostoli S,Bonomo M,Roncuzzi R,et al. Psychological correlates,allostatic overload and clinical course in patients with implantable cardioverter defibrillator (icd). International journal of cardiology,2016,220:360 – 364.

［36］Gray TS & Bingaman EW. The amygdala:Corticotropin releasing factor,steroids,and stress. Critical Reviews in Neurobiology,1996,10(2):155 – 168.

［37］Gray JD,Kogan JF,Marrocco J,et al. Genomic and epigenomic mechanisms of glucocorticoids in the brain. Nature Reviews Endocrinology,2017,13(11).

［38］Guidi J,Offidani E,Rafanelli C,et al. The assessment of allostatic overload in patients with congestive heart failure by clinimetric criteria. Stress and Health,2016,32(1):63 – 69.

［39］Hadid R,Spinedi E,Giovambattista A,et al. Decreased hypothalamo pituitary-adrenal axis response to neuroendocrine challenge under repeated endotoxemia. Neuroimmunomodulation,1996,3(1):62 – 68.

［40］Herbert TB,Cohen S. Stress and immunity in humans:a meta-analytic review. Psychosom Med,1993,55(4):364 – 379.

［41］Herman JP,Cullinan WE. Neurocircuitry of stress:central control of the hypothalamo-pituitary-adrenocortical axis. Trends Neurosci,1997,20(2):78 – 84.

［42］Herndon DN,Hart DW,Wolf SE,et al. Reversal of catabolism by beta-blockade after severe burns. N Engl J Med,2001,345(17):1223 – 1229.

［43］Jacobson L,Sapolsky R. The role of the hippocampus in feedback regulation of the hypothalamic-pituitary-adrenocortical axis. Endocr Rev,1991,12(2):118 – 134.

［44］Galen Buckwalter J,Castellani B,Mcewen B,et al. Allostatic load as a complex clinical construct:a case-based computational modeling approach. Complexity,2016,21(S1):291 – 306.

［45］Juster RP,Bizik G,Picard M,et al. A transdisciplinary perspective of chronic stress in relation to psychopathology throughout life span development. Development and Psychopathology,2011,23:725 – 776.

［46］Juster RP,Seeman T,McEwen BS,et al. Social inequalities and the road to allostatic load:From vulnerability to resilience. In D. Cicchetti (Ed.),Developmental psychopathology handbook. New York:Cambridge University Press,2016:1 – 54.

[47] Kaplan JR,Pettersson K,Manuck SB,et al. Role of sympathoadrenal medullary activation in the initiation and progression of atherosclerosis. Circulation,1992,84(S6): Ⅵ23 – 32.

[48] Kellner R. A problem list for clinical work. Ann Clin Psychiatry,1991,3:125 – 136.

[49] Kellner R. Somatization and hypochondriasis. New York:Praeger,1987,175(10).

[50] Kerr DS, Campbell LW, Applegate MD, et al. Chronic stress-induced acceleration of electrophysiologic and morphometric biomarkers of hippocampal aging. J Neurosci, 1991,11(5):1316 – 1324.

[51] Kerr DS,Campbell LW, Thibault O, et al. Hippocampal glucocorticoid receptor activation enhances voltage-dependent Ca2 conductances:relevance to brain aging. Proc Natl Acad Sci USA,1992,89(18):8527 – 8531.

[52] Kirschbaum C,Prussner JC,Stone AA,et al. Persistent high cortisol responses to repeated psychological stress in a subpopulation of healthy men. Psychosom Med,1995,57 (5):468 – 474.

[53] Kirschbaum C,Wolf OT,May M,et al. Stress- and treatment-induced elevations of cortisol levels associated with impaired declarative memory in healthy adults. Life Sci, 1996,58(17):1475 – 1483.

[54] Korte SM,Koolhaas JM,Wingfield JC,et al. The Darwinian concept of stress:Benefits of allostasis and costs of allostatic load and the trade-offs in health and disease. Neurosci Biobehav Rev,2005,29(1):3 – 38.

[55] Lazarus RS,Folkman S. Stress,appraisal and coping. New York:Springer-Verlag,1984.

[56] LeDoux JE. In search of an emotional system in the brain:leaping from fear to emotion and consciousness. In:Gazzaniga M,ed. The cognitive neurosciences. Cambridge,Mass: MIT Press,1995,1049 – 1061.

[57] Lehman C,Rodin J,McEwen BS,et al. Impact of environmental stress on the expression of insulin-dependent diabetes mellitus. Behav Neurosci,1991,105(2):241 – 245.

[58] Lowy MT,Wittenberg L, Yamamoto BK. Effect of acute stress on hippocampal glutamate levels and spectrin proteolysis in young and aged rats. J Neurochem,1995,65(1):268 – 274.

[59] Lupien SJ,McEwen BS. The acute effects of corticosteroids on cognition:integration of animal and human model studies. Brain Res Brain Res Rev,1997,24(1):1 – 27.

[60] Lyon AR,Rees PS,Prasad S,et al. Stress (Takotsubo) cardiomyopathy—a novel patho-physiological hypothesis to explain catecholamine-induced acute myocardial stunning. Nat Clin Pract Cardiovasc Med,2008,5:22 - 29.

[61] Lyte M,Freestone PP,Neal CP,et al. Stimulation of Staphylococcus epidermidis growth and biofilm formation by catecholamine inotropes. Lancet,2003,361:130 - 135.

[62] Markowe HLJ,Marmot MG,Shipley MJ,et al. Fibrinogen:a possible link between so-cial class and coronary heart disease. BMJ,1985,291(6505):1312 - 1314.

[63] Manuck SB,Kaplan JR,Adams MR,et al. Studies of psychosocial influences on coronary artery atherogenesis in cynomolgus monkeys. Health Psychol,1988,7:113 - 124.

[64] Martinez-Padilla J,Martínez J,Dávilla JA,et al. Within-brood size differences,sex and parasites determine blood stress protein levels in Eurasian kestrel nestlings. Funct Ecol, 2004,18(3):426 - 434.

[65] Mattson MP. Calcium as sculptor and destroyer of neural circuitry. Exp Gerontol,1992, 27(1):29 - 49.

[66] McEwen BS,Biron CA,Brunson KW,et al. The role of adrenocorticoids as modulators of immune function in health and disease:neural,endocrine and immune interactions. Brain Res Brain Res Rev,1997,23(1—2):79 - 113.

[67] McEwen BS. Physiology and neurobiology of stress and adaptation:Central role of the brain. Physiol Rev,2007,87(3):873 - 904.

[68] McEwen BS. Central effects of stress hormones in health and disease:Understanding the protective and damaging effects of stress and stress mediators. Eur J Pharmacol,2008, 583(2—3):174 - 185.

[69] McEwen BS. In pursuit of resilience:stress,epigenetics,and brain plasticity. Annals of the New York Academy of Sciences,2016,1373:56 - 64.

[70] McEwen BS & Seeman T. Protective and damaging effects of mediators of stress:Elab-orating and testing the concepts of allostasis and allostatic load. Annals of the New York Academy of Science,1999,896,30 - 47.

[71] McEwen BS. Seminars in medicine of the beth israel deaconess medical center:protective and damaging effects of stress mediators. New England Journal of Medicine,1998,338 (3),171 - 179.

[72] McEwen BS,Stellar E. Stress and the individual:mechanisms leading to disease. Arch Intern Med,1993,153(8):2093 - 2101.

[73] McEwen BS,Sapolsky RM. Stress and cognitive function. Curr Opin Neurobiol,1995,5 (2):205 - 216.

[74] McEwen BS,Albeck D,Cameron H,et al. Stress and the brain:a paradoxical role for adrenal steroids. Vitam Horm,1995,51:371 - 402.

[75] McEwen BS. Protection and damage from acute and chronic stress:Allostasis and allostatic overload and relevance to the pathophysiology of psychiatric disorders. Annals of the New York Academy of Science,2004,1032(0):1 - 7.

[76] McEwen BS,Weiss JM & Schwartz LS. Selective retention of corticosterone by limbic structures in rat brain. Nature,1968,220(5170):911 - 912.

[77] Meaney MJ,Tannenbaum B,Francis D,et al. Early environmental programming; hypothalamic-pituitary-adrenal responses to stress. Semin Neurosci,1994,6(4):247 - 259.

[78] Mills LR,Kater SB. Neuron-specific and state-specific differences in calcium homeostasis regulate the generation and degeneration of neuronal architecture. Neuron,1990,4 (1):149 - 163.

[79] Miller AH,Spencer RL,Hassett J,et al. Effects of selective type I and II adrenal steroid agonists on immune cell distribution. Endocrinology,1994,135(5):1934 - 1944.

[80] Muhtz C,Zyriax BC,Klahn T,et al. Depressive symptoms and metabolic risk:Effects of cortisol and gender. Psychoneuroendocrinology,2009,34(7):1004 - 1011.

[81] Munck A,Guyre PM,Holbrook NJ. Physiological functions of glucocorticoids in stress and their relation to pharmacological actions. Endocr Rev,1984,5(1):25 - 44.

[82] Muller JE,Tofler GH,Stone PH. Circadian variation and triggers of onset of acute cardiovascular disease. Circulation,1989,79(4):733 - 743.

[83] Sonino N & Fava GA. A simple instrument for assessing stress in clinical practice,Postgrad Med J,1998,74(873):408 - 410.

[84] Offidani E & Ruini C. Psychobiological correlates of allostatic overload in a healthy population. Brain Behavior & Immunity,2012,26(2):284 - 291.

[85] Offidani E,Rafanelli C,Gostoli S,et al. Allostatic overload in patients with atrial fibrillation. International Journal of Cardiology,2013,165(2):375 - 376.

［86］Leombruni P,Zizzi F,Pavan S,et al. Allostatic Overload in Patients with Fibromyalgia: Preliminary Findings. Psychotherapy and psychosomatics,2019,88(3):180 – 181.

［87］Plomin R. The role of inheritance in behavior. Science,1990,248(4952):183 – 188.

［88］Pugh CR,Tremblay D,Fleshner M,et al. A selective role for corticosterone in contextual-fear conditioning. Behav Neurosci,1997,111(3):503.

［89］Raikkonen K,Lassila R,Keltikangas-Jarvinen L,et al. Association of chronic stress with plasminogen activator inhibitor – 1 in healthy middle-aged men. Arterioscler Thromb Vasc Biol,1996,16(3):363 – 367.

［90］Raphaël Arlettaz,Sébastien Nusslé,Baltic M,et al. Disturbance of wildlife by outdoor winter recreation:allostatic stress response and altered activity-energy budgets. Ecological Applications,2015,25.

［91］Ratka A,Sutanto W,Bloemers M,et al. On the role of brain mineralocorticoid (type Ⅰ) and glucocorticoid (type Ⅱ) receptors in neuroendocrine regulation. Neuroendocrinology,1989,50(2):117 – 123.

［92］Reul JM & deKloet ER. Two receptor systems for corticosterone in rat brain:Microdistribution and differential occupation. Endocrinology,1985,117(6):2505 – 2511.

［93］Robertson T,Beveridge G,Bromley C. Allostatic load as a predictor of all cause and cause specific mortality in the general population:evidence from the Scottish Health Survey. PLoS One,2017,12(8):e0183297.

［94］Roepke SK,Mausbach BT,Patterson TL,et al. Effects of alzheimer caregiving on allostatic load. Journal of Health Psychology,2011,16(1):58 – 69.

［95］Romero LM & Reed JM. Collecting baseline corticosterone samples in the field:is under 3 min good enough?. Comp Biochem Physiol,2005,140(1):73 – 79.

［96］Romero LM,Cyr NE,Romero RC. Corticosterone responses to change seasonally in free-living house sparrows (Passer domesticus). Gen Comp Endocrinol,2006,149(1):73 – 79.

［97］Ryff CD,Singer B. Psychological well-being. Psychother Psychosom,1996,65:14 – 23.

［98］Sanchez MM,Young LJ,Plotsky PM,et al. Distribution of corticosteroid receptors in the rhesus brain:Relative absence of glucocorticoid receptors in the hippocampal formation. Journal of Neuroscience,2000,20(12):4657 – 4668.

［99］Sapolsky RM. Stress in the wild. Sci Am,1990,262(1):116 – 123.

［100］Schnall PL,Schwartz JE,Landsbergis PA,et al. Relation between job strain,alcohol, and ambulatory blood pressure. Hypertension,1992,19(5):488 - 494.

［101］Seeman TE,McEwen BS,Rowe JW,et al. Allostatic load as a marker of cumulative biological risk. Proc Natl Acad Sci,2001,98(8):4770 - 4775.

［102］Sgoifo A,De Boer SF,Buwalda B,et al. Vulnerability to arrhythmias during social stress in rats with different sympathovagal balance. Am J Physiol,1988,275:460.

［103］Shively CA,Clarkson TB. Social status and coronary artery atherosclerosis in female monkeys. Arterioscler Thromb,1994,14(5):721 - 726.

［104］Sørensen JG,Kristensen TN,Loeschke V. The evolutionary and ecological role of heat shock proteins. Ecol Lett,2010,6(11):1025 - 1037.

［105］Soria CA,Remedi C,Daniel A,Núñez D'Alessio L,et al. Impact of alprazolam in allostatic load and neurocognition of patients with anxiety disorders and chronic stress (gema):observational study protocol. BMJ Open,2015,5(7).

［106］Thayer JF & Lane RD. Claude Bernard and the heart-brain connection:Further elaboration of a model of neurovisceral integration. Neuroscience & Biobehavioral Reviews,2009,33 (2):81 - 88.

［107］Tomás G,Martínez J,Merino S. Collection and analysis of blood samples to detect stress proteins in wild birds. J Field Ornithol,2004,75(3):281 - 287.

［108］Tomasdottir MO,Sigurdsson JA,Petursson H,et al. Self reported childhood difficulties,adult multimorbidity and allostatic load. a cross-sectional analysis of the norwegian hunt study. PLOS ONE,2015,10(6):e0130591.

［109］Tracey KJ. The inflammatory reflex. Nature,2002,420:853 - 859.

［110］Ullmann E,Perry SW,Licinio J,et al. From Allostatic Load to Allostatic State—An Endogenous Sympathetic Strategy to Deal With Chronic Anxiety and Stress?. Frontiers in behavioral neuroscience,2019,13.

［111］Uno H,Tarara R,Else JG,et al. Hippocampal damage associated with prolonged and fatal stress in primates. J Neurosci,1989,9(5):1705 - 1711.

［112］Valdez GR & Koob GF. Allostasis and dysregulation of corticotropin releasing factor and neuropeptide Y systems:Implications for the development of alcoholism. Pharmacology Biochemistry and Behavior,2004,79(4):671 - 689.

[113] Vassilakopoulos T,Zakynthinos S,Roussos C. Respiratory muscles and weaning failure. Eur Respir J,1996,9(11):2383 – 2400.

[114] Vassilakopoulos T. The immune response to resistive breathing. Eur Respir J,2004,24(6):1033 – 1043.

[115] Verme LJ,Doepker RV. Suppression of reproduction in Upper Michigan white-tailed deer,Odocoileus virginianus, by climatic stress during the rut. Can Field Nat,1988,102:550 – 552.

[116] Washburn B. S. ,Moreland, J. J. ,Slaughter, A. M. ,Werner, I. ,Hinton, D. E. , and Sanders,B. M. (2001). Effects of handling on heat shock protein expression in rainbow trout (Oncorhynchus mykiss). Environ. Toxicol. Chem,2002,21(3):557 – 560.

[117] Watanabe H,Kodama M,Okura Y, et al. (2005). Impact of earthquakes on Takotsubo cardiomyopathy. JAMA,2005,294(3):305 – 307.

[118] Wiley JF,Gruenewald TL,Karlamangla AS, et al. Hypertension linked to allostatic load:from psychosocial stress to inflammation and mitochondrial dysfunction. Modeling multisystem physiological dysregulations. PsychosomMed,2016,78:290 – 301.

[119] Wilkinson PO &. Goodyer IM. Childhood adversity and allostatic overload of the hypothalamic-pituitary-adrenal axis:a vulnerability model for depressive disorders. Development and Psychopathology,2011,23(04):1017 – 1037.

[120] Willmer PG,Stone GN,Johnston IA. Environmental Physiology of Animals. Blackwell Science,Oxford,U. K. ,1999.

[121] Williams RB Jr,Suarez EC,Kuhn, et al. Biobehavioral basis of coronary-prone behavior in middle-aged men Part 1:Evidence for chronic SNS activation in Type As. Psychosom Med,1991,53(5):517 – 527.

[122] Wittstein IS, Thiemann DR, Lima JAC, et al. Neurohumoral features of myocardial stunning due to sudden emotional stress. N Engl J Med,2005,352(6):539 – 548.

[123] Wong DL,Tai TC,Wong-Faull DC, et al. Adrenergic responses to stress:Transcriptional and post-transcriptional changes. Ann N Y Acad Sci,2008,1148:249 – 256.

[张业旖 袁勇贵]

附录:心理社会指数(PSI)量表

心理社会指数的自评项目

1. 出生日期: 日 月 年 2. 性别:男/女

3. 职业: 配偶的职业:

4. 婚姻状况:单身/已婚/离婚/分居/丧偶

5. 您是否曾住院过?（是/否）

6. 请列出疾病,外科手术和其他治疗方法并注明日期。

7. 您是否对任何药物或物质过敏?

8. 您目前正在服用哪些药物?

9. 你喝酒吗?（是/否）

10. 你抽烟吗?（是/否）

11. 您是否服用保健药?（是/否）

12. 您喝咖啡还是茶?（是/否）

在过去的一年中,您有以下任何经历吗?（是/否）

13. 家人或非常亲密的朋友死亡(是/否)

14. 与配偶或长期伴侣分离(是/否)

15. 最近的工作变动(是/否)

16. 在同一个城市内居住(是/否)

17. 到另一个城市(是/否)

18. 经济困难(是/否)

19. 法律问题(是/否)

20. 新的关系(是/否)

21. 您每周工作几小时?

请回答以下问题:(是/否)

22. 您对工作满意吗?

23. 您在工作中感到有压力吗?

24. 您在工作中与同事相处融洽吗?

25. 您与配偶或伴侣相处融洽吗?

26. 你和其他亲戚相处融洽吗？

27. 在过去的一年中，近亲是否有重病？

28. 您在家感到紧张吗？

29. 你自己一个人生活吗？

30. 你感到孤独吗？

31. 您有可以信任的人吗？

32. 您与人相处得很好吗？

33. 您是否经常对日常生活的需求感到不知所措？

34. 您是否经常觉得自己做不到？

35. 您倾向于受到有见识的人的影响吗？

36. 您是否会担心别人对您的看法？

请描述您最近遇到的任何问题或困难，并在相应的栏上打钩，以表明它们给您造成了多少麻烦。（一点也不/只有一点/多/很多）

37. 入睡需要很长时间

38. 不安的睡眠

39. 太早醒来而无法再次入睡

40. 醒来时感到疲倦

41. 肠胃不适

42. 心脏无缘无故快速跳动

43. 头晕或头疼

44. 头部或身体的压力或紧绷感

45. 呼吸困难或感觉没有足够的空气

46. 感到疲倦或精神不振

47. 易怒

48. 悲伤或沮丧

49. 感到紧张或"受伤"

50. 对大多数事物失去兴趣

51. 惊恐发作

52. 您认为自己患有身体疾病吗？医生有没有正确诊断出来？

53. 当您阅读或听说过某种疾病时，会感到类似的症状吗？

54. 当您发现自己的身体有感觉时，您是否觉得很难想到别的东西？

55. 您如何评价生活质量？（优秀/良好/一般/差/糟糕）

观察者评价的社会心理指数量表

	高度压力	有压力	没有压力		
压力	5	4	3	2	1
	很高	较高	一般 较低	很低	
幸福感	5	4	3	2	1
	非常严重	严重	中等 轻微	无	
心理困扰	5	4	3	2	1
异常疾病行为	5	4	3	2	1

第二篇　创伤后愤懑障碍

　　创伤后愤懑是个体经历负性生活事件后的病理性愤懑情绪,对患者的日常生活造成功能性损害。此篇概述了创伤后愤懑障碍的定义和理论模型,介绍了评估手段、诊断标准及疗法,并总结了相关的实证研究。创伤后愤懑障碍的诊断具有重要意义,需要进一步研究和探索。

关键词:创伤后愤懑　机制　诊断　评估　治疗　应用

1 概 述

愤懑(embitterment)是对负性生活事件的情感反应,并衍生出包括情感、行为和认知在内的综合表现。其核心是个体感受到被别人不公正地对待,产生被虐待和冤枉的痛苦感觉,是一种包含失望感和屈辱感、想要复仇但又感到无助的持续情绪状态。

与焦虑、抑郁或其他应激反应一样,愤懑情绪达到某一强度时即成为病理性症状。Linden 首次描述了创伤后愤懑障碍(Post-Traumatic Embitterment Disorder,PTED),即人们在一次异常的负性生活事件中经历了痛苦,并直接导致了愤懑。PTED 患者报告称,他们对这一重大事件的记忆反复出现,并把这件事归咎于自身、归咎于他们没有阻止这件事的发生,或者归咎于他们无法应付这件事。这种情绪状态的特点是长期而疲惫的痛苦感、挫败感和复仇欲望,对事件的侵入性记忆和想法、愤怒和敌意。此外,患者认为自己无力控制当前处境,体验到无助、绝望、自责,拒绝帮助,并对自己或他人产生攻击性幻想。

虽然创伤后愤懑障碍和其他常见的精神障碍之间存在着相当大的共病性,特别是抑郁症、心境恶劣和广泛性焦虑症,但愤懑的核心特征是愤怒、反刍、无助感与受到不公正待遇的屈辱感,这在其他精神障碍中不常发生。

数据显示(Linden,2003),一般来说人群中 1/3 的人有愤懑情绪记忆,1/4 的人有强度更高的愤懑情绪记忆。PTED 自评量表平均得分≥1 的测评者中,2%～3%的人反应性愤懑强度达到了临床显著水平。愤懑和抑郁或焦虑一样,对健康造成了严重后果,因此对创伤后愤懑障碍的研究具有重要的临床意义。以下综述了创伤后愤懑障碍的作用机制、评估方法、诊断标准、相关疗法和应用研究。

2 理论模型和相关因素

2.1 违反基本信念模型

Linden(2003)根据临床观察提出"违反基本信念"的模型。该模型规定,将强烈违反"基本信念"作为 PTED 的根源,PTED 的核心致病机制是基本信念和关键事件之间的特征失配,关键事件激活了个体特殊的、根深蒂固的信念以及相关的情绪。

PTED 的致病机制并不在于事件的固有属性,而在于该事件违背了患者固有的价值观和信念体系,尤其是当创伤事件是由其他人施加所致时(如强奸案)。和创伤后应激障碍(PTSD)一样,PTED 的特征在于独特的心理过程(体验到不公正和屈辱)和高度特异性的精神病理学特征(愤懑情绪)。

2.1.1 基本信念的内容

基本信念可以概念化为在童年和青春期学习的价值系统,其中包括宗教信仰、政治信仰、价值观,以及自我概念和个体的人生目标。基本信念能够在个人的整个生命周期中,甚至在群体和整个民族的几代人中指引连续一致的行为。因此个体抵制基本信念的改变,即使在相反的证据面前也是如此。如果这些基本信仰受到威胁或侵犯,个体就会成为殉道者,如表现出强烈的反对或者愤懑情绪,或者两者兼而有之。如政治活动家在遭受酷刑之后比非政治活动家表现出更少的精神病理症状,即使前者遭受的酷刑更为严重。

2.1.2 基本信念的特征

基本信念的强硬性和僵化是创伤后愤懑障碍的易感性因素，PTED 患者在表达观点时通常坦率直接。智慧心理学可以帮我们理解这种僵化性，智慧是用来处理生活中一般性难题的专业知识，可以通过多种方式体现出来，是坦然接受自己的经历和命运的能力，如"情境主义"（了解问题的多面性并对同一情境给予多种不同的评估），"价值相对主义"（容忍接受他人持有不同的价值观），"对不确定性的接受"（接受生活是不确定的，没有什么是确定的或永远的）和"过程知识"（着手处理难题和复杂问题的相关知识）。以上能力的低获得性虽然并非疾病，但一方面可能导致意识形态狂热，另一方面可能成为创伤后愤懑的易感性因素。

在战争时期或严重威胁人类生命的重大灾难（如地震、海啸）中，创伤后愤懑障碍的发生率更高；在价值体系发生剧变的社会变革时期，创伤后愤懑障碍的风险和患病率往往也大幅增加，德国的统一就是一个典型案例。在 20 世纪 90 年代，大多数原东德人的生活经历了巨大的变化，几乎每个人都必须应对工作状况和家庭的根本变化，许多人认为他们原有的价值体系受到质疑。即使是那些比以前变得富裕的人，与他们在社会主义政权下的生活相比，其个人前途也面临着更大的不确定性。有些人感到他们的大部分生活都因为旧体系而浪费了，甚至那些希望在新体系中重新开始的人也常常发现自己被生活欺骗、失望或被抛在一边。由于巨大的社会变化，近年来出现了更多此类病例，这种疾病的相似性特征也变得显而易见。

2.2 环绕模型

"环绕模型"（Znoj H J，Abegglen S，Buchkremer U，et al.，2016）

为两维度、四因素分类。从两个主要维度定义应激事件的情绪反应状态：一是否有改变状况的可能性，二是控制归因（将情况归因于内部还是外部责任）。根据这个模型，个体对负性压力事件的反应可分为四种情绪状态，其性质各不相同，每种情绪状态都可以呈现出不同的强度等级。四因素如下：（1）发展：希望获得改变，对事件做内部归因，引导人实现个人成长；（2）攻击：希望获得改变，对事件做外部归因，极端状态下可导致革命和暴力；（3）抑郁：不怀有改变的希望，对事件做内部归因，极端强度下可导致临床抑郁症和自杀；（4）愤懑：不怀有改变的希望，对事件做外部归因，极端状态下可发展为仇恨和自我毁灭。

环绕模型将愤懑描述为对压力事件的心理反应，个体在事件中感受到被不公正对待。这种情绪状态的特点是长期的愤懑感、挫败感和复仇欲望，对事件的侵入性记忆和想法、愤怒和敌意。此外，将情况视为不可控通常会导致人们体验无助、绝望、自责、拒绝帮助或对自己或他人的攻击性幻想。

2.3　愤懑易感性人格

研究发现，愤懑是正常情绪的一部分，同时也与精神障碍有关（Linden M，Baumann K，Rotter M，et al.，2008）。愤懑可能是其他心理疾病（例如人格障碍）的一部分，但它本身也以愤懑易感性人格，PTED-Ⅱ或复杂的 PTED 形式构成疾病状态。

创伤后愤懑障碍的患者往往表现出相当大的怨恨感，他们似乎有一种普遍的感觉，认为整个世界是不公正的，各种日常事件是不公正的，并对此做出愤怒的反应。这种类型的愤懑可能是人格障碍的一部分，从愤懑倾向人格的意义上讲，类似于焦虑人格，正如焦虑型人格的个体更容易感到焦虑，即使是对一些微不足道的小事。同样的，在日常生活中,有些人觉得几乎所有的事情都是在侮辱、挑衅他们,而另一些人却没有任何被侮辱感。根据创伤后愤懑障碍的狭义概念,已经存在的精神障碍是诊断的排除标准。然而这些患者也有可能由于其原发性疾病而受到不公平的对待,因此人格问题可能是创伤后愤懑障碍的一个易感性因素。

2.4　社会认知因素

根据情绪认知理论和临床观察,愤懑来自动机目标与现实感知之间的不一致性。愤懑的个体感到自我价值被低估并体验到屈辱感,而不被社会鼓励的愤懑表现(变得充满仇恨、报复心重或破坏性)可能会导致其产生内疚和羞耻感。此外,个体认为他人对消极情况负有责任,不管是他人做错了还是什么都没做,并产生愤怒和敌意。个体感知到的情况是无法控制的(导致感知到的低应对潜能),并体验到无助和悲伤的感觉。这种愤懑感聚焦于过去而非未来,与羞愧和内疚、愤怒和敌意、无助和悲伤有关,而与恐惧无关(Znoj 等,2016)。

Blom 等(2014)在研究慢性风湿病患者的愤懑情绪时发现,愤懑的社会认知决定因素是无助感和来自环境的无效感的结合:无法控制的风湿症状使个体感到无助,并认为为了应对局面而付出努力是徒劳的。因为症状具有相对不可见性和波动性,他人倾向于对疾病的严重性轻描淡写或加以否认,并以“不要怀着这么消极的态度”等言语批评病人。愤懑可能发展为持续的自我强化状态,人们会在这种情况下深陷于对已发生事件的沉思中。

2.5　焦虑型依恋

焦虑型依恋(anxiety attachment)是愤懑发展和维持的易感性因素。焦虑型依恋个体在人际交往中有高焦虑、低回避的特征,他们往往使用过度激活策略夸大自己的困扰、贬低自己的能力,并将自己描述为一个需要他人帮助的个体,来获得他人的支持。焦虑的个体倾向于将负性体验紧密地联系在一起,因此一个负面的思想或记忆往往触发一系列有关他人行为的回忆,并引发愤懑情绪。与焦虑型依恋的策略相一致,愤懑者通常试图通过表现出高度痛苦、表现为无助的受害者形象,来说服自己和他人相信自身受到了十分恶劣的对待(Blom等,2011)。

回避型依恋与愤懑无关联。回避型依恋的个体通过压抑情感来避免依恋系统的激活,使用回避策略消除困扰,提高个人能力以避免对他人的依赖。回避型依恋既非愤懑的易感因素,亦非保护因素。安全型依恋和恐惧型依恋与愤懑的关系尚不明确。

临床研究带来了一系列启发,在创伤后愤懑障碍的干预中,应给予焦虑型依恋患者一致且可靠的治疗框架作为安全基础,使个体安全地探索世界并学会对过去经验重新解释,发展对愤懑情绪的觉察能力,提高忍耐力和自我价值感,消除防御倾向(Blom等,2011)。

3 评 估

3.1 创伤后愤懑障碍自评量表

临床上一般使用创伤后愤懑自评量表（Post-Traumatic Embitterment Disorder Self-Rating Scale，PTED 量表）评估创伤后愤懑障碍。

Linden 等（2009）总结了创伤后愤懑障碍的特征，并由经验丰富的病理反应性愤懑研究专家小组将其转化为自我评定问题，得到 PTED 自评量表（表 2-1），该量表包含 19 个条目，得分≥2.5 分表明反应性愤懑具有临床显著性。

调查问卷的开头为："在过去的几年里，发生了一件严重的生活事件"，下面是一些单独的陈述，如"这伤害了我的感情，引起了极大的怨恨"……要求参与者在五点量表上指出每一个项目的陈述在多大程度上适用于他们，范围从"不符合"（0）、"几乎不符合"（1）、"部分符合"（2）、"符合"（3）到"完全符合"（4）。

PTED 量表具有良好的信效度。Linden（2009）使用 19 项 PTED 量表对四组独立的病人和正常人样本进行施测，结果显示出很高的内部一致性信度（克隆巴赫 α 系数为 0.93）和重测信度（Spearman Rho 相关系数总分为 0.71）。

主成分分析显示，两个主要因素解释了总方差变异的 55.25%：一是询问心理状态和社会功能的条目，二是询问对事件的情感反应和复仇想法的条目。这是反应性愤懑的两个核心维度：消极生活事件后的病理情绪反应，以及由此导致的精神状态和社会功能的损害。因此，使用 PTED 量表的总分来评估反应性愤懑情绪和 PTED 症状的严重程度是合理的。

表 2-1　创伤后愤懑自评量表

姓名＿＿＿＿＿＿＿＿　　　　　　　　　　　　　　日期＿＿＿＿＿＿＿＿

请阅读下面的陈述,并指出它们对您有多大程度的适用。请不要错过任何一行。

在过去的几年里,发生了一件严重的负面生活事件	我同意这一说法				
	不符合	几乎不符合	部分符合	符合	完全符合
	0	1	2	3	4
1. 这伤害了我的感情,引起了极大的怨恨					
2. 这导致我出现了明显而持续的负面心理变化					
3. 我认为这是非常不公正和不公平的					
4. 对此我不得不反复考虑					
5. 当我想起这件事时,我会非常难过					
6. 这引发了我报复的念头					
7. 为此我责备自己					
8. 我感觉奋斗或努力都失去了意义					
9. 这让我经常感到闷闷不乐					
10. 这损害了我的身体健康					
11. 这使我避开某些地方或人以免被人想起					
12. 这让我感到无助和无力					
13. 当我认为责任方必须经历类似情况下,会有满足感					
14. 这导致我的体力和动力大幅度下降					
15. 所以我比以前更容易生气					
16. 因此我必须分散注意力才能体验正常情绪					
17. 使我无法像以前那样从事职业和/或家庭活动					
18. 这使我从朋友和社交活动中退缩					
19. 这常常唤起我的痛苦					

均分＿＿＿＿＿＿＿

19 项 PTED 量表英文版具有良好的实证效度,对于临床诊断为病理性愤懑的患者具有显著的鉴别意义。

另外,使用 PTED 样本和匹配对照组患者的数据计算得出,PTED 自评量表与 Bern 愤懑量表(Bern Embitterment Inventory, BEI)($r=0.67$)、事件影响量表(Impact of Event Scale, IES)($r=0.76$)、SCL 严重性总指数(SCL-global severity index, GST)($r=0.57$)、SCL 阳性症状总分(SCL-positive symptom total, PST)($r=0.53$)、SCL 抑郁量表(SCL-Depression Scale)($r=0.52$)呈显著相关($P<0.001$),PTED 量表具有良好的收敛效度。

3.2　伯恩愤懑量表(BEI)

伯恩愤懑量表(Bern Embitterment Inventory, BEI)是由文献和网络上关于愤懑者的典型陈述构成的,通过对初始项目库进行测试得出 18 个项目的问卷。

量表包含 18 个条目,分为四个维度。第一个维度"失望"(disappointment, D)代表了愤懑中"被他人不公正对待"的相关主题;第二个维度"不被认可"(lack of acknowledgment, L_A)的特征是在自己的努力和外部的认可及欣赏之间感觉到不匹配;第三个维度的"悲观主义"(pessimism, P)与愤懑的认知因素有关,比如极端的想法或绝望的感觉;第四维度的"厌世"(misanthropy, M)反映了一种对人类社会的普遍轻蔑性态度。其中,第 2、4、10、11、15 条测量情绪愤懑(D)维度,第 1、6、8、12、17 条测量认可的缺失(L_A),第 3、7、14、18 条测量悲观(P),第 5、9、13、16 条测量厌世情绪(M)。量表使用 5 级评分:完全不符合(0)、几乎不符合(1)、不确定(2)、非常符合(3)、完全符合(4)。

伯恩愤懑量表条目如表 2-2 所示。

表 2－2　伯恩愤懑量表

条目	完全不符合(0)	几乎不符合(1)	不确定(2)	非常符合(3)	完全符合(4)
1. 当我犯了一个错误,会立即受到批评,我虽然努力了整整一年却没有得到认可					
2. 当我想到那些未能达到的目标,我就充满了怨恨和苦涩					
3. 我宁愿对生活持悲观的态度					
4. 我经常对我的命运感到不满					
5. 对于很多人,我只感到轻蔑					
6. 最后我的努力从来没有真正得到赞赏					
7. 我对我的未来相当悲观					
8. 我有时会想:"我真的很努力了……"					
9. 我有时对人类感到憎恨,或者至少是对其中一部分人					
10. 想到我所有未实现的愿望,我就充满了怨恨					
11. 当我想到我生命中所经历的所有痛苦和不幸,我充满怨恨					
12. 我不再认为努力工作并参与其中是有回报的					
13. 我有时认为所有的人都是坏的和腐败的					
14. 我有时觉得被孤立、冷落					
15. 我有时感到一股怨恨之情					
16. 我真的会对别人的无知感到恼火					
17. 我有时会想:"我付出这么多肯定很愚蠢,反正没人会感谢我"					
18. 我对未来充满期待					

验证性因素分析表明,四个分量表的信度估计值(Cronbach's α)分别为 $D\alpha=0.86$,$L\_A\alpha=0.81$,$P\alpha=0.65$,$M\alpha=0.65$,量表总信度为

α＝0.89。将 4 周作为重测间隔时间，测量量表的重测信度，得到总相关系数为 $r=0.81$，四个分量表的重测相关系数在 $r=0.74$ 和 $r=0.81$ 之间（Znoj 等，2008）。

Znoj 等（2016）使用伯恩愤懑量表对 49 例被诊断为创伤后愤懑的患者和 49 例有其他情绪调节障碍的患者进行施测，通过 t 检验和操作性特性曲线（ROC 曲线分析）评估两组之间的鉴别能力，t 检验结果显示：创伤后愤懑障碍患者的 BEI 评分明显高于对照组，BEI 具有良好的效标效度，ROC 分析表明该量表诊断准确。

4 诊断标准、分型和鉴别诊断

4.1 诊断标准

Linden(2003)总结了创伤后愤懑的共同特征,并概述了诊断标准。特殊关键事件的发生是诊断创伤后愤懑的必要条件,该事件是属于正常范围内、特殊的、并非每天发生的急性事件,患者将其视为当前状态以及幸福水平持续负面变化的原因。患者认为此事件是不公正的,并认为自己是受害者。当患者想到这一关键负性事件时,可以观察到其典型的情绪反应,尤其是愤懑。与创伤后应激障碍相似,创伤后愤懑障碍的特征性症状是侵入性想法和事件的重复回忆,引起伴随的负面情绪。患者分心时,其情绪调节不受损害,并表露出正常的情绪。

患者在关键事件发生之前,不得出现任何可以解释异常反应的明显病前心理障碍、精神病、适应不良或功能障碍,至少症状不能归因于任何其他精神障碍。考虑到人格障碍的存在,这可能是一个困难的诊断问题。在精神病学发展史中存在无明确因果的强攻击性人格,其病理学表现往往随着生活问题的出现而加重,如妄想症、偏执型人格、消极进取型人格等;此外,对创伤后愤懑的特殊事件做出反应的人之前可能经历过类似的事件和较早的创伤,这些创伤起着"饲养者记忆"(breeder memory)的作用。这些诊断问题无法完全解决,也不能以简单的肯定或否定回答所有情况。因此,诊断方法应切合实际:在关键事件发生之前,没有明显的病前精神病理学或功能障碍,而之后精神状况应有明显的改变。

创伤后愤懑障碍在核心特点和症状之外,还可伴有自责、愤怒、沮丧、绝望、恐惧或躯体症状。疾病的持续时间超过 6 个月,日常功能表现受损。

4.2 创伤后愤懑障碍标准化诊断访谈

Linden 等(2008)使用半标准化的访谈从 50 位临床确诊的创伤后愤懑障碍患者和 50 位其他精神障碍患者($N=100$)获得数据,根据参与者的回答,改进了对创伤后愤懑障碍的描述,并得出创伤后愤懑的标准化诊断访谈(The standardized diagnostic interview for PTED),如表 2-3 所示。

该访谈将不公正感和反应性愤懑感作为核心的、必不可少的心理病理学标准,创伤后愤懑障碍的诊断要求患者必须满足所有的核心标准,另外 5 个附加症状中至少满足 4 种。此外,访调员必须彻底询问其他精神障碍的病史,并弄清当前情绪的具体性质,避免将丧亲或忧郁误认为是愤懑。该诊断达到了令人满意的灵敏度(94%)和特异性(92%)水平。PTED 的诊断访谈使 PTED 标准化诊断得以实现。

表 2-3 标准化诊断访谈

A 核心标准:

	否	是
1. 在过去的几年里,有没有一个特殊的负性事件导致你的情绪状态发生很大的持久性变化?	否	**是**
2. 你是否觉得这个事件很不公平、不公正?	否	**是**
3. 当你想起这件事时,有没有愤懑、愤怒、绝望和无助的感觉?	否	**是**
4. 在这个特殊事件发生前,你是否患过严重的心理或精神问题(抑郁、焦虑等)?	**否**	是
5. 访谈者做出临床评估:患者是否有愤懑情绪?	否	**是**
6. 访谈者做出临床评估:患者当前的心理状态是否用一些早期的或其他心理障碍解释?	**否**	是
是否满足了所有标准?	否	**是**

对这一特殊事件的反应持续了多久？＿＿＿个月（以月为单位）。

［询问并记录病程］

B 附加标准：

续表 2－3

	否	是
1. 在过去的几个月里,这件难以承担的特殊事件是否有反复的侵入性回忆或想法?	否	是
2. 当你想起这件事时,它是否会激起你强烈的情绪反应?	否	是
3. 对这个特殊事件或事件引发者,你是否有无助感?	否	是
4. 自从经历过该特殊事件,你是否经常情绪沮丧?	否	是
5. 如果你分心了,你是否至少能短暂的享受正常情绪状态?	否	是
至少 4 个问题回答"是"	否	是
创伤后愤懑障碍	否	是

4.3　创伤后愤懑障碍、创伤后应激障碍和抑郁症的区别

创伤后愤懑障碍（PTED）和创伤后应激障碍（PTSD）一样,经常伴有抑郁特征,给诊断问题带来了困难（Linden,2003）。

在对比 PTED、PTSD 和抑郁症时,一项重要的区别是危急事件。在创伤后应激障碍中,必须有一个异常、危及生命的关键事件,且往往会导致急性恐慌和极端焦虑;而在创伤后愤懑障碍中,必须存在可称为"正常事件"的急性事件,例如离婚、裁员或失业,虽然很多人在一生中都会遇到,但仍属于特殊事件;在抑郁症（MDD）患者的病史中也常常存在负性生活事件,但通常没有这种即时反应,患者对此的评估也与创伤后愤懑障碍患者不同,压力往往以慢性迁延的形式存在,而非单个急性事件。

与抑郁相反,当患者想到关键事件时,创伤后应激障碍和创伤后愤懑都具有侵入性思维和独特的情绪反应,患者一遍又一遍地回忆起

侮辱事件。但与创伤后应激障碍症状不同,PTED患者愤懑情绪的伤害性和奖励性有时是并存的,关键事件的某些记忆甚至是令人上瘾的。患者觉得有必要说服他人相信他们所受伤害的严重性并成为同盟者,同时存在复仇幻想。

PTED、PTSD和抑郁症的症状模式不同。在创伤后应激障碍中,焦虑是主要情绪;而在创伤后愤懑障碍中,愤懑是主要情绪。此外,与抑郁相反,PTED患者的情绪调节功能不受损害。PTED与PTSD、抑郁症的异同对比如表2-4及表2-5所示。

创伤后愤懑障碍患者常伴有复仇幻想,这也是将PTED区别于其他病症的特征之一。病人存在伤害甚至杀害他们认为的导致创伤事件的责任人的想法,这其中甚至包括命运或上帝。有时候,病人会为这种激进的想法感到羞耻并加以否认,但如果复仇对象身上有坏事降临,患者不会有任何遗憾或同情的感觉(会有幸灾乐祸的感觉)。一旦他们承认有过这样的复仇想法,人们可以观察到其情绪突然而惊人的变化。一想到可以实现复仇,从一秒到另一秒之间,患者的状态可以从极度绝望变成微笑。

表2-4 PTED与PTSD的区别与联系

		创伤后应激障碍(PTSD)	创伤后愤懑障碍(PTED)
不同之处	关键诱发事件	特殊、异常的,危及生命的关键事件,最重要的是它总是会导致严重的恐慌和极度的焦虑	可能发生在很多人身上、可称为"正常事件"的急性事件,比如裁员、失业、离婚等
	主要情绪	焦虑	愤懑
相同之处		病程的长期性	
		反应性本质	
		伴随抑郁情绪和多种附加症状	

表 2－5　PTED 与 MDD 的区别与联系

		抑郁症（MDD）	创伤后愤懑障碍（PTED）
不同之处	情感调节能力	情感调节能力受损	情感调节不受损害,当患者分心或进行复仇幻想时,可表现出正常的积极情绪
	反应性本质	典型的负性生活事件作为长期负担存在,甚至存在负性生活事件与抑郁症状的相互关系,较早的抑郁症状预测了随后的消极事件	单一负性事件与疾病发作之间存在直接联系
	侵入性反应	无	有
相同之处		负性事件的存在、PTED 与 MDD 的共病	
		常伴随愤怒、烦躁、攻击性和敌对情绪,社会功能受损	

4.4　复合型创伤后愤懑障碍

数据表明,类似于 PTSD-Ⅱ或复合型 PTSD,存在一系列累积事件引发愤懑的情况,而非某一特定的危及生命的事件,即存在 PTED-Ⅱ或复合型 PTED。

Linden 和 Rotter 等(2018)使用创伤后愤懑自评量表对 1 479 名心身住院患者进行反应性愤懑监测。在这些患者中,有 489 名患者表现出更高的得分,并接受了标准的诊断性访谈,以调查愤懑情绪及引起它的生活事件。86.5%的人体验到不同程度的愤懑情绪,并伴有日常生活的功能受损。其中患者可分为四种类型:① 无反应性愤懑的易感性人格(即在没有特定负性生活事件报道的情况下感到愤懑);② 复杂性愤懑(即在多重负性生活事件背景下的情绪低落);③ 对单个创伤事件有反应;④ 继发性愤懑(即在其他精神障碍的情况下出现愤懑情绪)。

Sensky(2010)通过研究创伤后愤懑障碍与失业和工作冲突之间的关系,发现 Linden(2003)定义中的自责和单一负性生活事件(很多病患表现为一系列生活事件的累积)两个条件未被满足,由于对单一意外的负性生活事件的定义具有不明确性和循环论证倾向,且分析范围缩小到单一事件,创伤后愤懑障碍的诊断可能会低估甚至忽略在患者个性、发展历史和情境背景的更广泛背景下发现的关键致病特征,因此提出慢性愤懑(Chronic Embitterment,CE)作为补充。研究认为,实验对象所报告的内疚并非指向自身,而是因为受到不公平对待而将责任归咎于他人。愤懑的个体可能没有经历过触发精神病理状态的单一负性事件,而是经历了一系列具有累积效应的分离事件并影响了临床状态。慢性愤懑具有情绪症状的波动性,其状态的潜在破坏性不仅指向个人本身,也指向社会环境。因此,痛苦的人通常不寻求安慰等社会支持,而是试图将他人卷入事件当中,并要求他们同意自己的立场。因此,他们往往将社交环境分裂为敌人和同盟者,导致高度厌世、愤世嫉俗、社会孤立/失望感加重,并缺乏认同。

5 治 疗

目前尚无确定的创伤后愤懑治疗方法,但显然,治疗干预措施必须聚焦在基本信念的改变上。只有让患者改变对事件本质的看法,患者才能从接触中受益(Linden,2003)。

5.1 认知疗法

认知心理治疗建议:引发与关键事件有关的自动思考,然后,通过苏格拉底式对话来挑战这些观念,寻找替代的解释方式,以新观点看待已发生的事情。看到事物的两面性,思考除了负面影响之外核心事件可能带来哪些正面影响。

5.2 智慧疗法

5.2.1 智慧及智慧的多重维度

有些消极的生活事件没有明确的解决办法,它们不可逆转或者无法解决,可能是日常问题,也可能是严重的改变生活的事件。在这种情况下需要采用智慧疗法(wisdom therapy)。智慧是处理这些情况或"解决无法解决的问题"的能力,是一种重要的韧性。智慧能力得分越高,生活幸福感和成功感越强。

智慧是一种复杂的多维能力,与多种心理过程相关。表2-6概述了智慧的多重维度。

表 2-6　智慧的多重维度

维度	考虑角度
视角的改变	个体是否从不同的角度看待事件
同理心	个体是否能够识别他人的情绪
对情绪情感的接受	个体能否识别并接受自己的情绪
宁静和幽默	面对逆境和不幸,个体是否能控制负面情绪并以幽默的态度面对
事实知识	个体是否掌握关于生活事务的一般和具体的知识
语境主义	个体是否考虑了过去、现在和未来可能的生活背景,以及生活中嵌入的许多环境
价值相对主义	个体能否接受他人的价值观和生活优先级排序
不确定性接受	个体能否接受生活中固有的不确定性(在解释过去、管理现在、预测未来等方面),并使用有效的策略处理不确定性
长远的眼光	个体是否认为每一种行为都可能有积极和消极、短期和长期的后果,并且接受它们之间可能相互矛盾
自我距离	个体是否能接受自己并非世界的中心,并且不认为谦虚是低人一等
抱负的相对关系	个体是否认为抱负和追求并非一种真实,而往往来自与他人或过去的比较

5.2.2　智慧的特点

实证研究表明,智慧是一个或多或少独立于人格特质的心理维度。Staudinger 等人通过不同的测试发现,智慧与 33 个人格维度几乎没有相关性,但与辩证思维能力、实用智能和创造力、幽默和同理心、自主和成长取向、个体痛苦、积极模式、对新体验的开放性具有相关性。一些必须从事难题解决的职业的人,比如律师、心理学家或者牧师,拥有智慧的比率更高。智慧与想要变聪明的愿望、家庭教育以及外向或神经质之间没有相关性。

生命周期研究表明,智慧在 15~25 岁之间逐渐增长,此后保持平稳。智慧的一个重要相关性是生活满意度,智慧可以补偿因衰老产生的种种丧失,与健康、社会经济地位、金钱、环境或社会参与度等客观生活条件相比,智慧对生活满意度的影响更大。

在比较智慧得分较高和得分较低的人时发现,得分较高的人能够更好地与负性事件保持心理距离,让自己放下烦恼的经历;能够采用新的观点更好地应对此类事件;能够更好地在新情境下使用经验,并且较少地记住过去的负面事件;更能对自己的幸福负责并关心他人的幸福;更能采取积极的问题解决策略,对生活具有满足感。

5.2.3　智慧心理学

智慧是可以学习和训练的,当生活事件带给个体极大的冲击并无法改变时,结构化的"智慧疗法"可以帮助患者找到出路。它是一种认知行为治疗的形式,并随着智慧训练技术的发展而不断丰富。初步证据表明,智慧疗法可能缓解持续性的适应障碍(Linden M,Baumann K,Lieberei B,et al.,2011)。

智慧心理学包含了当人们想要弄清发生了什么以及接下来可以做什么时所需要的心理技能。智慧疗法帮助患者避免被当下的情绪所裹挟,从遥远的视角看发生的事情;质疑患者感受的独特性,提示患者很多人都有过类似的消极感受;安慰患者的不公正或受辱经历,来帮助其学习如何分析复杂的问题以及如何解决无法解决的问题。患者可以学会对生活事件采取不同的观点,或者在冲突情境中试图感受不同角色的情感体验,获得同理心。

智慧疗法是一种特殊的认知行为疗法、一种缓解消沉和苦闷的方式。对 PTED 患者和对那些承受着外部世界不良信念的患者而言,智慧疗法是实现认知归因、重组和发展的一种有希望的途径。智慧疗法是一种从整体水平上重新进行归因的方法,目的不在于解决问题,而在于传授解决问题的基础办法和能力,来面对无法改变的情景。它不会改变对痛苦经历的评价,但是能够拉开患者与痛苦记忆的情感距离。智慧疗法有希望将患者创伤性记忆和闯入性闪回变成正常记忆。

临床观察表明,智慧疗法不仅对创伤后愤懑障碍患者有用,而且对其他反应性和适应性疾病也有帮助。而享乐至上的想法并不能减轻愤懑情绪。

5.2.4 智慧疗法

智慧与通识教育无关,提高智慧能力相对简单。Baltes 等第一次提出提高智慧的方法:在评论一个问题之前,先花五分钟思考它;和另一个人一起谈论这个问题,并询问他人面对此情境时会做什么/说什么;将问题置于不同的背景中看待,如跨文化背景或者在整个生命周期之中。由此可见,平衡看待正反两个方面且以相对化的背景看待是智慧的核心要素。

同样,Linden 认为智慧和自信一样,是复杂多维的心理能力,可以训练和学习。智慧疗法是认知行为疗法的一种形式,其中通用的部分指传统的认知行为策略,比如分析难题、改变态度和策略、协助问题解决,包括重构框架、改变功能不良的认知、暴露、活动训练等。

除此之外,还有一种教授智慧能力的新技术。患者在处理他们目前的问题时不会得到直接的帮助,而是像自信心训练时一样学习新的能力。首先,使用小片段描述生活中每个人都可能遇到的特殊的、无法解决的问题,如离婚、亲人死亡、失去工作、爱人不忠等。这个问题片段涉及三个主要人物:① 受害者;② 攻击者(侵犯他人的人);③ 无意间参与到此情形中的第三人。

如片段一:A 先生为公司付出了一切,他放下了家庭生活,甚至因为公司陷入财务困境而放弃加薪。有一天,他的老板告诉他,他被解雇了,取而代之的是一位"真正的经理"被聘用了。

又如片段二:B 女士和一个男人在一起生活了很多年,并在他生前最后一年生病的时候悉心照顾他。他死后,B 女士得知他把所有财产都给了他法律意义上的妻子。

向病人呈现与其无直接相关的例子。如果患者是男性,则以女性作为受害者;如果患者报告的问题是工作,则以家庭为例,目的是让病人在产生认知和情感距离的情况下思考问题的解决方案。然后,要求病人从受害者的角度对所发生的事情发表评论,表达他们的观点和情绪,并解释他们在这种情况下会怎么做。随后,要求病人以攻击者视角或第三者视角讲述同一个故事,并指导患者监控自己的情绪、认知和价值观,帮助其改变视角、接受情境、学习同理心等。下一步,引入具有不同目标的模型,以增强价值标准的相对性、丰富事实性和程序性知识,学习情境相对主义。例如:一个想要多赚钱的律师会做出何种评论,一个在战争中幸存、回首往事的老奶奶会如何评价……最后,通过成语或警句来引入更一般化的参考框架。成语或警句是智慧的浓缩和精华,并具有一定的表面信度和表面效度,可用于分析无法解决的问题:例如"雨过天晴"(反映事件的情节性特征)、"人无完人"(学会接受自己的缺点和错误)、"如果你认为这是最坏的结果,那就静候下一步吧"(以相对化的视角看待当下的问题)、"一切都会过去的"(借助时间的力量)。

5.3 其他治疗

Frankl 长期从事犹太大屠杀幸存者的研究工作,提出徽标疗法,将负性事件置于更大范围内加以考量,赋予其新的含义。这可理解为过程的重新定义,不仅改变对关键事件的认知,而且改变情感的意义。Frankl发现正如在异常悲伤的背景下所描述的那样,徽标疗法嵌入了一个逐步而长期的过程,从忽略、愤怒到绝望,最后被接受。人本主义心理学和以来访者为中心的心理治疗也指出宽恕之于真正克服自我毁灭式愤懑的重要性。

暴露技术是否适用于创伤后愤懑尚不明确,因为暴露技术在患者学习反应控制时发挥了效果,而创伤后愤懑假设,当且仅当患者改变对事件本质的看法时,治疗技术才是有效的。

从心理生物学的角度来看,有效的治疗任务必须能将创伤记忆的皮层整合到一般语义网络中,从而减少海马介导的情感上侮辱记忆的强度,这从侧面说明了心理影响会对机体造成怎样的有害影响。

6 应用研究

6.1 朝鲜民族的创伤后愤懑与韩国火病研究

Joe 等(2017)研究了创伤后愤懑障碍与韩国火病(Hwa-byung)的诊断关系,认为 PTED 是一种不同于韩国火病的疾病类型。

火病是朝鲜民族特有的文化遗存综合征,是一种精神疾病。这种疾病源自朝鲜民族以恨(한)为基础的民族文化情绪,患者因在生活中遭遇苦恼却无处发泄愤怒而出现精神疾病,在社会阶层较低的更年期女性中尤为常见,症状为胸闷、身体疲乏、失眠和神经性厌食症,常伴有性功能障碍的并发症。

创伤后愤懑障碍以"愤懑"状态为特征,其特征与韩国文化束缚综合征"火病"相似。Joe 等研究了 PTED 与火病的诊断关系,从 2014 年1 月到 2015 年 3 月,通过面对面的访谈、分发宣传册、在公共场所张贴广告,以及公开演讲等方式招募 290 名参与者,并分为 PTED 组、火病组、非诊断组三组。使用 PTED 诊断性访谈和 Hwa-byung 诊断量表进行诊断,使用贝克抑郁量表(Beck Depression Inventory,BDI)、贝克自杀意念量表(Beck's Scale for Suicidal Ideation,SSI)和韩文版状态-特质愤怒表达量表(State-Trait Anger Expression Inventory,STAXI-K)评估抑郁、自杀意念和愤怒。评估 PTED 和火病之间的诊断重叠发现,本研究没有被试同时符合这两者的标准。火病组的愤怒评分明显高于非诊断组,而 PTED 组与非诊断组的愤怒评分无显著性差异;PTED 组抑郁评分明显高于非诊断组,而火病组与非诊断组的抑郁评分没有显著差异。因此 PTED 可能是一种不同于韩国火病的疾病类型。

6.2 与愤懑相关的攻击性和自杀意念研究

Linden 等(2018)第一次系统地研究了非精神病患者的侵略性意念与愤懑情绪之间的关系,以调查与愤懑相关的攻击性和自杀意念的类型、患病率和危险性。研究结果显示,愤懑是一种需要治疗师特别关注的情绪,以诊断攻击性意念并预防危险行为。

行为医学科的治疗师在发现患者出现愤懑情绪、攻击或自杀念头时,例行填写关于侵略性想法的核查表,以评估愤懑情绪,并与高级精神科医生联系,另外,要求患者填写创伤后愤懑自评量表。共有 3 300 名患者参与研究,结果表明:127 例患者(3.84%)有自杀和/或攻击性想法。他们在愤懑量表上的得分高达 2.93(SD=0.74),其中涉及个人诽谤(62.7%)、信任违背(30.2%)、公开羞辱(25.4%)、死亡/丧失(5.6%)或被第三者攻击(14.3%)。83.5%的患者怀有攻击性想法。在这组人中,有 94.1%的患者针对造成问题的人,88.3%的人想对他人造成严重的损害,38.8%的人想要对第三者造成伤害,有 31.5%的人有自杀意念,而 3.2%的人有自杀的幻想。

另外,只有 34.3%的患者自发报告了他们目前的攻击性意念,许多人因为他们的想法而感到羞愧。临床医生应意识到这一问题,并就这类观念对患者积极诊断访谈,使用一些特殊的技巧来引导患者真实地表达攻击或复仇的意念,如首先询问病人是否有愤懑的感觉,以更容易被病人承认。

6.3 干预风湿病人的无效感和无助感可减少愤懑

医疗保健和职业专业人员发现,风湿性疾病患者在残疾抚恤金审查后常产生愤懑感,感到受伤害,体验到愤懑和不公正感,表现出抗拒帮助,难以应对。

Blom 等(2014)采用疾病认知问卷(Illness Cognition Question-naire,ICQ)、疾病无效问卷(Illness Invalidation Inventory,3I)和伯恩愤懑量表(BEI)对 9~12 周前接受过残疾抚恤金审查的患者进行调查,研究其愤懑情绪得分。其中风湿病患者根据诊断类型的不同分为五类:纤维肌痛($n=103$)、类风湿性关节炎($n=46$)、骨关节炎($n=158$)、风湿性疾病($n=62$)和多种风湿性疾病($n=187$)。将其得分与对照组的得分进行比较,并进行层次回归分析,结果表明,18%~27%的患者有较高程度的愤懑感,各诊断组间无差异($P=0.71$)。

无助感($P<0.001$)、工作折扣(消极的社会回应和拒绝)和理解力缺失(缺少积极的社会回应和支持)($P<0.001$),以及无助感与上述两者的结合($P<0.01$),都预示着风湿疾病患者在接受残疾抚恤金审查后表现出更高程度的愤懑。该研究表明,工作中的无助感和无效感是导致愤懑的决定因素,针对这些方面的干预措施可能是减少愤懑的关键。

6.4　慢性肾脏疾病患者的血液透析与创伤后愤懑

慢性肾脏疾病(Chronic Kidney Disease,CKD)患者需要经常做血液透析,有研究表明,血液透析患者普遍遭受抑郁、焦虑或心理障碍的困扰。

Lee 等(2019)研究了慢性肾脏疾病(CKD)各分类阶段患者创伤后愤懑的患病率,以及创伤后愤懑与抑郁和功能损害之间的关系。根据 CKD 的分期(Ⅰ～Ⅱ期,Ⅲ-Ⅳ期和Ⅴ期)将患者分为三组,共分析了 445 例患者,其中Ⅰ～Ⅱ期者 166 例、Ⅲ～Ⅳ期者 172 例、Ⅴ期者 107 例。使用创伤后愤懑量表(PTED)、患者健康问卷-9(PHQ-9)

和 Euro QOL 五维问卷–视觉模拟量表(Euro QOL Five Dimensional Questionnaires, Visual Analogue Scale, EQ‑5D‑VAS)进行评估。

结果表明,在控制了年龄、性别和是否患有糖尿病因素后,CKD Ⅴ期者与 PTED 的患病率显著相关(95% 置信区间 1.56~15.6,$p=$ 0.006)。PTED 与 EQ‑5D‑VAS 在各期均存在显著相关,但在 CKD Ⅴ期者组中 PTED 与 PHQ‑9 评分之间的相关性不显著。

血液透析可能是创伤后愤懑障碍的触发性负性事件,降低了 CKD 患者的生活质量。PTED 的患病率在 CKD 患者中高达 23.4%,而以往一直被低估。医护人员应及时识别和诊断患有创伤后愤懑的 CKD 患者,并给予其更好的情感支持和相应治疗策略,提高患者的健康水平。

6.5 创伤后应激障碍的战后老兵普遍存在愤懑情绪

Sabic 等(2017)研究了患有创伤后应激障碍(PTSD)的战后老兵的愤懑情绪发生率。他们于 2015 年 3 月至 2016 年 6 月,对来自心理健康中心的 174 名受试者(均为男性)进行调查,其中包括 87 名患有创伤后应激障碍的老兵[平均年龄(52.78±5.99)岁]和 87 名非创伤后应激障碍的老兵[平均年龄(51.42±5.98)岁]。

主要测量工具为创伤后愤懑自评量表,包含 19 个项目,用来评估消极生活事件的情绪反应特征;次要测量工具包括临床管理的创伤后应激障碍量表(CAPS)、创伤后应激障碍检查表(PCL)、战斗暴露量表(CES)、汉密尔顿抑郁量表(HAM-D)、汉密尔顿焦虑量表(HAM-A)和世界卫生组织生活质量量表(WHO QOL-Bref)。t 检验结果显示,实验组与对照组有显著性差异($t=-21.216$,$P<0.0001$),患有创伤后应激障碍的老兵的愤懑情绪较为普遍。

愤懑是一种临床现象,对愤懑的忽视会导致慢性创伤后应激障碍的发展和潜在疾病的恶化,延长治疗时间,增加治疗成本。相关人员应进一步提高对临床中愤懑情绪的关注。

6.6　社会支持的中介作用

Lee 等(2017)邀请 75 名"世越号"灾难幸存者在灾难发生 28 个月后参与研究,其中 48 名(64%)幸存者(24 名男性、24 名女性)完成了问卷调查。问卷包括创伤后愤懑量表(PTED)、功能性社会支持问卷(FSSQ)、生活意义问卷(MLQ)。结果表明,PTED 评分与 FSSQ 评分、生活意义评分(MLQ-P)呈负相关($r=-0.43$ 和 $r=-0.40$)。分层回归分析显示,该中介模型的间接效应显著,而直接效应不显著,FSSQ 评分可以完全中介 PTED 评分对 MLQ-P 评分的影响,感知到的社会支持在创伤后愤懑情绪和对生活意义认知之间具有完全中介作用。

研究表明,有必要开发临床干预措施,通过增加感知到的社会支持和应对情绪困难的心理弹性,减少创伤后愤懑情绪,从而减少压力,帮助灾难幸存者找到生活中的意义,增加对生活有意义的感知。

6.7　工作情境下愤懑情绪的研究

相较于其他情境,愤懑在工作场景中更为普遍,经常发生在那些需要照顾别人的人身上(如老师或健康护理工作人员)。Sensky 等(2015)研究了愤懑情绪和工作绩效之间的关系,采用横断研究法和自我报告法,选取某国家医疗服务信托基金中的连续从事职业健康工作的职员为样本(n=236),要求参与者完成一套有效的问卷调查,并提供关于疾病缺勤及其工作状况的深入信息。问卷包括 19 项创伤后愤懑自评量表、医院焦虑和抑郁量表(HADS)、HES 管理指标工具,并使用来自两个不同来源的 27 个问题测量工作态度。

研究结果表明,表现出愤懑的职员对程序公正和组织支持的评价更低,因病缺勤(其中很多病并未被证实)比率更高。在愤懑的员工群体中,无病缺勤几乎是普遍现象。愤懑员工的抑郁情绪发生率显著高于无愤懑感受的个体,但只有少数愤懑员工有抑郁体验(13%)。在得分为愤懑/焦虑的人中,93%的人在过去 12 个月内有过疾病缺勤的证明。HES 管理标准指标工具显示,愤懑个体在管理者和同伴支持、角色和变化分量表上的得分显著低于其他个体。愤懑的诊断常与长时间的病假相联系,倦怠又对工作不在岗具有预测性,说明愤懑是情境因素和个人特征或易感性相结合的结果。倦怠的特征是情绪枯竭、沮丧、缺少个人成就感,与愤懑有很多共同之处。但是相较于倦怠,很多愤懑者仍旧充满活力并孜孜不倦追求自己的事业,而没有情绪枯竭和倦怠的迹象。

根据个体对失业原因主观评估不同、被解雇的方式不同、失业后果及个体对不公正的感知不同,失业者会产生不同的心理反应。Linden 等(2018)研究了与一般心理困扰相比,失业者愤懑情绪的发生频率及愤懑与失业的相关性。研究随机选择 102 名德国失业机构办公室中的等待者,对其失业状况进行调查,使用创伤后愤懑量表(PTED量表)、全民健康调查表(GHQ - 28)进行评估。

研究结果表明,在总体健康问卷(GHQ - 28)中,40.2%的样本得分≥6,表明其存在严重的心理困扰。其中 56%的失业者认为,失业是沉重的或者极其沉重的负担,40%的参与者认为这是不公平的,25.5%的参与者创伤后愤懑量表的得分>2 分。个体对失业的主观评估、失业的持续时间、不公正的感知和个体年龄均与愤懑具有相关性,但上述因素与一般心理困扰无相关性。愤懑是失业的破坏性情感反应,并且会对功能性应对造成损害。需要进一步研究愤懑情绪的消极影响和失业管理之间的关系,并探索如何在工作进程中减少愤懑感。

7　小结和展望

愤懑是一种对于负性生活事件的消极情绪反应,和抑郁或焦虑一样,对个体造成了严重的功能损害,因此对创伤后愤懑的研究具有重要的临床意义。

PTED 的应用研究发现,愤懑情绪高发于工作倦怠、工作冲突、失业等工作相关的情境中,减少愤懑情绪有利于提升组织的效率;当前研究者还开展了一些躯体疾病患者的愤懑情绪研究,其中以风湿病为代表,其他易感人群类型有待进一步探索。对创伤后愤懑的研究和关注有利于给予患者更细致准确的评估和针对性的治疗;愤懑情绪的管理可以提升健康人群的幸福感,减轻心身共病患者的痛苦。同时,对创伤后愤懑障碍的研究在缓解社会矛盾、医患关系等方面具有重要意义。

目前,对于创伤后愤懑障碍的作用机制研究,Linden 提出的"基本信念的违背"模型得到了广泛认可,并有学者从人格因素、社会认知因素、依恋类型等角度进行研究,但并未得到确切的模型和结论。创伤后愤懑的作用机制仍需要进一步分析和阐明。此外,有研究提出 PTED‐Ⅱ作为 PTED 的一种亚型,负性生活事件长期累积导致的愤懑受到关注。当前多使用创伤后愤懑自评量表作为评估工具,此量表具有良好的信效度,其他相关评估工具有待于进一步开发。创伤后愤懑的主要诊断工具为创伤后愤懑标准化诊断访谈,信效度良好;创伤后愤懑障碍常与心境障碍、抑郁等精神疾病共病,诊断中应注意创伤后愤懑与创伤后应激障碍、抑郁症的区别,更详细全面的诊断标准有待于进一步补充。

当前创伤后愤懑障碍的治疗聚焦于"基本信念"的改变,借助智慧心理学的"智慧"概念帮助患者转换视角和认知,但完善的治疗体系和治疗模型尚未建立,尚无相关的药物治疗成果问世,需要大量的研究填补这方面的空白。

创伤后愤懑障碍在中国人群中的发生率、特征、影响因素等处于空白状态,尚待进一步研究。当前对于创伤后愤懑各个方面的研究均尚未成熟,需要科研人员和临床医师的进一步探索。

参 考 文 献

[1] Blom D,Thomaes S,Kool M B,et al. A combination of illness invalidation from the work environment and helplessness is associated with embitterment in patients with FM[J]. Rheumatology,2011,51(2):347-353.

[2] Blom D,van Middendorp H,Geenen R. Anxious attachment may be a vulnerability factor for developing embitterment[J]. J Psychol Psychother,2012,85(4):351-355.

[3] Blom D,Thomaes S,Bijlsma J W,et al. Embitterment in patients with a rheumatic disease after a disability pension examination:occurrence and potential determinants[J]. Clin Exp Rheumatol,2014,32,308-314.

[4] Dobricki M,Maercker A. (Post-traumatic) embitterment disorder:Critical evaluation of its stressor criterion and a proposed revised classification[J]. Nord J Psychiatry,2010,64 (3):147-152.

[5] Joe S,Lee J S,Kim S Y,et al. Posttraumatic embitterment disorder and hwa-byung in the general Korean population[J]. Psychiatry Investig,2017,14(4):392.

[6] Lee S H,Nam H S,Kim H B,et al. Social support as a mediator of posttraumatic embitterment and perceptions of meaning in life among Danwon survivors of the Sewol ferry disaster[J]. Yonsei Med J,2017,58(6):1211-1215.

[7] Lee K,Song H C,Choi E J,et al. Posttraumatic Embitterment Disorder in Patients with Chronic Kidney Disease[J]. Clin Psychopharmacol Neurosci,2019,17(2):183.

[8] Linden M. Posttraumatic embitterment disorder[J]. Psychother Psychosom,2003,72 (4):195-202.

[9] Linden M,Baumann K,Rotter M,et al. Posttraumatic embitterment disorder in comparison to other mental disorders[J]. Psychother Psychosom,2008,77(1):50-56.

[10] Linden M,Baumann K,Rotter M,et al. Diagnostic criteria and the standardized diagnostic interview for posttraumatic embitterment disorder (PTED)[J]. Int J Psychiatry Clin Pract,2008,12(2):93-96.

[11] Linden M,Baumann K,Lieberei B,et al. The post-traumatic embitterment disorder Self-

Rating Scale (PTED Scale)[J]. Clin Psychol Psychother,2009,16(2):139 - 147.

[12] Linden M,Baumann K,Lieberei B,et al. Treatment of posttraumatic embitterment disorder with cognitive behaviour therapy based on wisdom psychology and hedonia strategies[J]. Psychother Psychosom,2011,80(4):199 - 205.

[13] Linden M,Rotter M. Spectrum of embitterment manifestations[J]. Psychol Trauma, 2018,10(1):1.

[14] Linden M,Noack I. Suicidal and aggressive ideation associated with feelings of embitterment[J]. Psychopathology,2018,51(4):245 - 251.

[15] Linden M,Rotter M. Unemployment and embitterment in contrast to general psychological distress[J]. Work,2019 (Preprint):1 - 6.

[16] Nanni M G,Caruso R,Sabato S,et al. Demoralization and embitterment[J]. Psychol Trauma,2018,10(1):14.

[17] Sabic D,Sabic A. Embitterment in war veterans with posttraumatic stress disorder (PTSD)[J]. Nord J Psychiatry,2017,41:359 - 360.

[18] Sensky T. Chronic embitterment and organisational justice[J]. Psychother Psychosom, 2010,79(2):65 - 72.

[19] Sensky T,Salimu R,Ballard J,et al. Associations of chronic embitterment among NHS staff[J]. Occupational Medicine,2015,65(6):431 - 436.

[20] Znoj H J,Abegglen S,Buchkremer U,et al. The embittered mind:Dimensions of embitterment and validation of the concept[J]. J Individ Differ,2016,37,213 - 222.

[高玉婷　袁勇贵]

第三篇　幸福感疗法

　　幸福感疗法是基于心理幸福感认知模型提出来的一种心理治疗疗法,该模型包含了积极功能和幸福感的六个维度:自主性、对环境的掌控、个人成长、自我接纳、积极的人际关系、自我实现的程度。此篇主要从幸福感疗法的理论基础、幸福感疗法与平衡心理治疗的关系以及幸福感疗法的应用等多方面进行阐述,对幸福感疗法的研究具有重要的现实意义。

关键词:幸福感疗法　平衡心理治疗　临床应用

1 幸福感疗法

1.1 心理健康模型

幸福感疗法（Well-being theory，WBT）是基于 1958 年由 Marie Jahoda 开发的心理健康模型提出的，她指出，心理健康的必要条件是没有疾病，同时概述了积极心理健康的六个标准：自主性（从内部调节行为）、对环境的掌控、积极的人际关系、自我接纳、个人成长和自我实现的程度。幸福感的高低直接影响到一个人的生活以及工作状态。具有高幸福感的个体会有更大的勇气面对未来可能出现的困境，而幸福感低的个体可能缺乏对未来生活的向往以及努力奋斗的动力。幸福感与心理健康是相互作用的，具有较高幸福感的个体会有较高的心理健康水平，而心理健康水平高的个体也更容易关注事物的积极面，从而体验到较高的幸福感。

Ryff 和 Singer(2008)指出，幸福感的缺失可能使个体面对逆境时表现出脆弱性，即身处逆境时缺乏攻克难关的勇气，而保持健康的途径不仅在于减轻面对逆境带来的负面影响，还在于促进克服逆境的正面影响。也就是说，使个体摆脱消极面是成功的一种形式，但促进恢复积极面则是促进健康的另外一种形式。同时，他们强调中庸思想，避免极端，重视平衡，认为个体对幸福的追求也是如此。在此理论基础上，Ryff CD(1995)进一步阐述了积极功能的六个维度，指出自主性是个体是否认为自己的生活符合自己的个人信念；对环境的掌控指的是个体管理自己的生活状况的方式；积极的人际关系更多体现在与重要的人之间的联系的深度;个人的成长侧重于个体在多大程度上利用了自己的才能和潜力;自我实现的程度是对生命意义、目标和方向的探寻;自我接纳不仅仅指对自己好的方面的接纳,更重要的是接纳自己不好的一面。同时,介绍了一种评估以上六个维度的方法——心理幸福感量表。Fava(2002)指出,诸如 WBT 之类的方法应该纳入临床评估和治疗计划中,作为幸福感的评估和追求。

1.2 心理幸福感量表

Ryff 等(1995)编制的心理幸福感量表是在心理健康的理论模型下建立的,包括 6 个不同的层面,该量表共有 84 个项目,包括自主性、对环境的掌控、个人成长、自我实现、积极的人际关系、自我接纳、自我实现 6 个分量表。每个分量表 14 题,采用 6 级评分,各分量表重测信度分别为:自主性 0.88、对环境的掌控 0.81、个人成长 0.81、积极的人际关系 0.83、自我接纳 0.85、自我实现 0.82。

目前心理幸福感量表在国内也得到了大范围的使用,尤其是在大学生群体中的运用极为广泛,并显示出良好的信效度(王茜等,2019;于晓波等,2015)。

1.3 幸福感疗法

WBT 基于 Ryff 的心理幸福感认知模型,包含了积极功能和幸福感的六个维度:自主性、对环境的掌控、个人成长、自我实现、自我接纳和积极的人际关系,如图 3-1 所示。

自主性是指独立、自主和抵抗社会压力并以某种方式思考或行动的能力。对环境的掌握包括利用环境带来的机遇、参与工作和家庭活动,以及对日常活动的管理能力。个人成长的定义包括对新经验的开放性,能够在人生的不同阶段面对挑战和任务,并认为自我是随着时

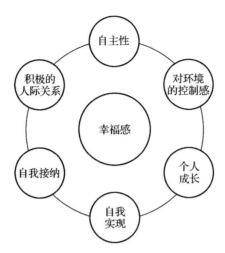

图 3-1 心理幸福感认知模型

间的推移而成长和扩展的。积极的人际关系强调与他人保持温暖和信任关系的重要性，能够产生强烈的同理心、情感和亲密感。一个对生活有目标的人会觉得人生有意义。自我接纳的维度包括对自己有一个积极的态度，充分认识并接纳自己，接受过去的生活和所有积极及消极的经历，它暗示了一种多途径的方法，即没有一种单一的正确的使人健康的方法，人们有不同的长处和弱点，个体存在本身就是多方面、多角度的，无法用某一个固定的定义或好坏来衡量个体的一生。

幸福感疗法是一种短期治疗，也可以配合认知行为疗法 4 个疗程，可每周或每隔一周进行一次。每节课的时间从 30～50 分钟不等（Fava GA，et al.，2005）。WBT 强调自我观察的作用，使用结构化的日记，以教育模式为基础，具有指导性和问题导向。

治疗初始阶段的重点在于识别幸福的片段并将它们置于具体情境中，患者被要求在结构化的日记中报告他们幸福感的主观体验，按 0～100 分进行评分，0 分是缺乏幸福，100 分是可以体验到的最强烈的幸福。一旦患者想到幸福的事件,就鼓励患者识别导致过早中断幸福的思想和信念。在这个过程中,治疗师可以对这些想法进行质疑,比如:"支持或反对这个想法的证据是什么?"或者"你是在用全有或全无的方式思考?"这种自我观察的出发点基于幸福。

治疗师也可以加强和鼓励那些可能会带来幸福感的活动,例如,指派任务让患者每天在特定的时间进行特定的快乐活动。最后阶段根据 Ryff(1996)的框架,对幸福情景进行监控并将 Ryff 的六个维度的心理健康逐步引入病人。例如,治疗师可以解释说,自主性包括拥有一个内在的控制点、独立性和自我决定,个人成长包括对新经验持开放态度,如果患者的模式在这些特定领域显示出缺陷,则认为自我是随着时间的推移而扩展的,然后对来访者思维上的错误进行讨论和解释。治疗师的目标是在心理健康的六个维度中,引导患者从受损水平到最佳水平,这意味着不仅鼓励患者在各个方面追求尽可能高的心理健康水平,而且鼓励他们掌握获得平衡的功能。根据个体不同的性格特征、社会角色、文化和社会环境等因素,这种最佳平衡的幸福感可能因人而异。

1.3.1 对环境的掌控

对环境的掌控能力不能过高或者过低,否则两种情况都会导致心理问题产生。比如有的病人会否定任何积极的成就,认为自己的成功只单单是因为自己的运气好,放大消极的结果,认为自己的预期再高,结果都将是失败的。这种控制感的缺失导致患者错过了周围的机会,并可能因此而后悔。然而,有些患者需要寻求帮助的原因在于他们无法享受日常生活,生活中很多能力比较强的人,由于他们比较擅长规划和解决问题,因此身边的其他人不断地寻求他们的帮助,从而导致他们忙于工作或家庭活动,渐渐产生被剥削和被请求压垮的感觉,这种极高水平的环境掌握由此成为一个人压力的来源。对环境的掌控可以被认为是调节生活压力的关键因素。

1.3.2 个人的成长

个人的成长也是影响幸福感的一大重要因素,个人成长水平过低的患者往往更倾向于强调他们与预期目标之间的距离,而不是在实现目标方面取得的进展。他们无法识别过去成功处理的事件和情况与即将发生的事件和情况之间的相似性(经验的转移),忽略情境之间的相似性,从而一味地低估目前事件成功的概率。他们往往会忘记过去的经历,因为他们只关注未来。负面的或创伤性的经历尤其可能被低估,当面对问题时,往往采取一种极端的防御机制——否认,即认为自己只是需要克服这种情况,就可以继续过自己的生活了。功能失调的个体存在一种类似于认知上的良性幻觉,或一厢情愿的想法,它阻碍了过去经验和相关学习过程的整合。个人的成长和对环境的掌控也可能以一种功能障碍的方式相互作用。一名大学生如果不能认识到他/她成功通过的考试与即将来临的考试在内容和方法上的共同之处,那么他/她在对环境的掌握和个人成长方面都存在缺陷。

1.3.3 自我实现

心理治疗的一个基本假设是恢复个体疾病前的功能,即无论是个体的主观体验还是社会功能都至少要恢复到生病之前大致的水平。在强调助人自助的治疗中,如认知行为疗法,治疗本身提供了方向感,因此方向感的确立是一个短期目标。当急性症状减轻或者个体发病前的功能不佳时,患者可能会感到缺乏方向感,并可能会贬低他们在生活中的作用。这种情况尤其经常发生在对环境的掌控和个人成长的感觉受到损害的个体身上。然而,许多其他值得临床注意的情况可能源于生活中不适当的高目标,过高的目标首先带给个体的是压力,其次久久无法达成目标的沮丧感会让患者慢慢产生自我怀疑,导致理想与现实的极度不平衡。有强烈决心实现人生目标的人可以全身心地投入他们的活动中,从而使他们能够坚持,即使面对障碍,也能排除万难,勇往直前,最终达到卓越。但是这也会产生适应负荷和压力方面的问题,这是我们需要注意的问题。

1.3.4 自主性

在临床上经常见到的一种现象是:患者可能会表现出一种自我价值感缺失从而导致不自信的行为模式。例如,患者可能会隐藏他们的意见或偏好,随波逐流,或始终把自己的需求放在他人的需求之后。这种模式破坏了对环境的掌控和对生活的目标,反过来又可能影响个体的自主性,因为这些维度与临床人群个体的特征高度相关。他们隐藏了他们对社会认可的巨大需求,事事以他人为先,认为自己的需求不重要或者根本不敢表达自己的需求,试图取悦所有人。他们害怕自己的某些不恰当言论一旦说出来之后便会使他人产生不满甚至愤懑,并且产生不可避免的冲突,导致长期的不满和沮丧。然而,在一些国家,特别是在发达国家,个人在文化上被鼓励自治和独立,有些人接受并形成了自我独立的想法之后,他们就觉得应该只依靠自己来解决问题和困难,因此不能寻求建议或帮助。此外,在这种情况下,不平衡的高度自治可能会损害个体的社会功能或者人际功能。一些患者抱怨他们无法与他人相处,或无法在团队中工作或维持亲密关系,因为他们总是在为自己的观点和独立性而斗争。

1.3.5 自我接纳

大部分患者可能会对自己保持不切实际的高标准和期望,由完美主义态度或者自己认可的外部标准而非个人标准所驱动,这种完美主义态度反映出个体缺乏自我接纳,结果,任何幸福的具体实例都被对自己的长期不满所抵消。一个人可能会为自己设定不切实际的标准，例如，社交恐惧症患者倾向于渴望突出，希望自己在社会表演中尽展幽默风趣，可是事实上他们很难去表现成理想中的模样。因此，膨胀的自尊可能是痛苦和与现实冲突的根源，正如循环性精神障碍和双相情感障碍的情况一样。

1.3.6　积极的人际关系

人际关系可能受到一种强烈的内在态度的影响，病人可能没有意识到这些态度可能是不正常的。例如，一个刚结婚的年轻女性可能对自己的婚姻关系设定了不切实际的标准，而一旦对方达不到自己的预期就会经常感到失望。与此同时，她可能会避免与周围他人的接触，从而缺乏进行比较的对象。自我接纳能力的缺陷或高度失调会导致个体产生一种被拒绝和不被爱的信念，或者觉得自己比其他人低一等，这也可能破坏与他人的积极关系。

在临床实践中，病人经常会因为不能帮助别人或原谅别人的过错而感到内疚。一个具有强烈的亲社会态度的人可以牺牲他/她的需要和幸福来换取他人的需要和幸福，这在很长一段时间内会变得有害，因为这种自我牺牲式的积极关系有时会令人失望，从而他/她变得过度关注周围的一切，被别人的问题和压力压垮，有倦怠综合征的风险。最后，宽恕他人和对恩人心存感激的普遍倾向可能会掩盖个体的低自尊和低价值感。

2　幸福感疗法与平衡心理治疗

2.1　平衡心理治疗

　　平衡心理治疗(balancing psychotherapy,BPT)是一种整合了多种心理治疗流派和治疗方法,运用平衡学的相关理论,紧紧围绕"度"和"关系"两个核心内容,来帮助个体实现心身平衡状态,从而达到疾病治愈的目的。平衡心理疗法通过分析病因,找到病人内心阻塞、内稳态失衡的原因,与患者共同探讨生活中令其困扰事件的失衡点,分析如何去把握平衡,鼓励患者主动找寻原因,纠正不合理的观念,寻求改变,达到自助的目的(袁勇贵等,2017)。

　　平衡心理治疗认为心身障碍是一种失衡状态,矛盾冲突导致原来的平衡状态被打破,同时将平衡归为四个层次的平衡,即:个体-家庭-社会的平衡、身-心-灵的平衡、知-情-意的平衡以及单胺递质的平衡,四个层次相互影响、相互制约(袁勇贵等,2018)。

　　平衡心理治疗寻求传统的病理心理治疗与当代流行的积极心理治疗的完美融合,强调在不同的文化背景下,纵析时间线,实现心身的多维度平衡,回望过去,更要面向未来,从而实现心身内部的平衡稳态。

2.2　WBT 和 BPT 的关联

　　Fredrickson 和 Joiner(2002)的研究证实了积极情感在幸福感疗法中的重要作用,其在促进韧性和成长方面具有重要意义,但是极高水平的积极情绪可能会变得有害,并与精神障碍和功能受损联系紧密。Ryff 和 Singer(1996)一直强调亚里士多德的告诫,要寻求中间,避免过度和极端。Ryff 认为对幸福的追求实际上可能是唯我主义和个人主义的,一味地追求幸福可能会忽略人作为社会人的存在,无暇顾及人际关系或者社会福利事件。也就是说,它可能过于关注自我之外的责任和义务,以至于个人的才能和能力既没有得到承认,也没有得到发展。因此,Ryff 和 Singer 重视平衡的概念,平衡无论是作为一个理论指导,还是作为幸福学者需要赞赏的经验现实,都与个体的健康密切相关。Garamoni 等(1991)认为健康功能的特征是积极认知和消极认知的最佳平衡,而精神病理学的特征是偏离最佳平衡。因此,积极的干预措施应当比简单地增加心理健康更为复杂。Wood 和 Tarrier(2010)强调,一些通常被认为是积极的个体特征,比如感恩和自主性,往往存在于同一个连续体中。它们的影响取决于具体的情况以及与该情境同时出现的主观体验和心理态度的相互作用。将 WBT 应用于各种临床情况,提供了在实现最佳功能方面的平衡和个性化路径、避免与积极心理维度的单极性方面的作用相一致的数据和指标。平衡心理治疗的主要作用就是把握好最佳平衡点,从平衡的角度来实施幸福感疗法,应用平衡理论将患者从受损状态引导到六个心理健康维度的最佳水平。这意味着有时应该鼓励病人在某些不合适的情况下降低他们在某些心理健康领域的积极功能水平。积极事件可以让人幸福感上升,但消极事件也可以促进个体成长、磨炼人的意志,因此一个人应该知道万事万物的平衡规则,充分发挥幸福感疗法的能动性。

平衡心理治疗的理念就是致力于充分调动积极和消极两个方面的心理能量,实现身与心,个人、家庭与社会的和谐统一,使个体从容面对生活。如果将平衡心理治疗理解为一架天平,那么幸福感疗法中的积极面与消极面则处于天平的两端,帮助病人从积极和消极两个角度全面地分析并解决心理问题,重建心理平衡。

幸福感疗法与平衡心理治疗之间存在着很大程度的重合,"平衡模型"是幸福感疗法的基本模型和有效的评估工具,而幸福感是平衡心理治疗实现的最终目标,同时要避免极端化或者两极化。两种疗法可以互为补充,配合使用。如图3-2所示,平衡心理治疗(BPT)的理论基础相当于一个天平的中心点,天平的两端即为事物的双面,积极面即为幸福感疗法(WBT)的着眼点,而如何正确地看待积极面与消极面的此消彼长,最终保持平衡,则是幸福感疗法和平衡心理疗法结合的宗旨所在。

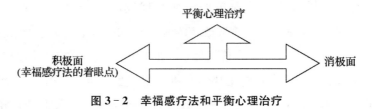

图3-2 幸福感疗法和平衡心理治疗

2.2.1 对环境掌控的平衡

心理幸福感理论认为,个体健康的一个关键性因素就是对周围的环境有足够的掌控感,可以感知环境的变化,并积极调整自身来适应不断变化的环境。当然在这个适应环境的过程中,平衡至关重要。我们都知道周围的环境会不断变化,不同的人对不同环境的感知能力也是有差异的,有的人喜欢下雨天,有的人喜欢晴天,但一旦遇到自己不喜欢的天气则会让他们倍感难受,从而产生消极的情感。瞬息变换的环境是一种不可控因素,能控制的只有我们自身,我们要实现环境和自身的平衡,就需要不断使用外界手段调节自己的情绪,从而实现平衡,掌握幸福感。同时应注意对环境的掌控过犹不及,如果一味追求对环境的绝对把控,反而会和幸福感背道而驰。

2.2.2　个人成长的平衡

个体在成长过程中需要摆正天平,健康成长。得失确实是我们衡量成长的关键要素之一,但绝不是唯一因素,过分追求得与失往往会让我们忘记好好成长。成长过程中的另一个平衡体现在成长的速度。揠苗助长苗会断,守株待兔兔会跑,顺应个体的生长规律,把握平衡,同时需要识别事物发展之间的内在联系,将相似事件的成功经验运用于未来的可预见困难,习得融会贯通、排除万难的本领。

2.2.3　自我实现的平衡

根据马斯洛的需要层次理论,个体生活的最终目标就是要自我实现,自我实现是马斯洛需要层次理论的最高阶层,也是幸福感疗法的最高宗旨。找到个体对生活的积极目标,寻找自我实现阻碍的失衡点,积极主动地维持生活杠杆的平衡,以生命的意义感带动杠杆的平衡运作,最终实现幸福。

2.2.4　自主性的平衡

自主性可以理解为一种自我决定意识,即个体是否可以独立地做出决定,是否受周围人的影响。自主性比较低的个体重视周围人的情绪,经常以他人的意愿为先,他们的决定经常是由周围的人共同决定的,很少带有自己的意愿。这对个体的成长是极其不利的,因为过分在意周围人的意见,他们很难真正重视自我内心的感受,而长期忽视内心的感受让他们很难获得真正的幸福感。相反,高自主性的个体往往以自我为中心,他们在做决定时只考虑自己,很难顾及周围他人的感受,他们果断、坚毅,但长期的自我决断可能会使他们过度自我。因此,在实施幸福感疗法的过程中,要重视个体自主性发展的平衡,避免平衡的天平倾斜。

2.2.5　自我接纳的平衡

摒除不切实际的高标准和期望,避免由完美主义倾向所导致的个体缺乏自我接纳而接受外部、非个人的标准则反映出个体缺乏自主性,最终导致任何幸福的实例都被对自己的长期不满所抵消。一个人可能会为自己的业绩设定不切实际的标准,但应充分意识到个体的两面性,人有优点就必然会有缺点,接纳自己的积极面,同时也要接纳自己的消极面。对自己的接纳也就是宽容对待自己,不要一味追求过分完美的自己,要知道绝对的完美其实本身就是一种失衡的状态,接纳一直努力着但可能并不完美的自己。

2.2.6　人际关系的平衡

我们是社会人,与他人建立良好的关系是我们每一个人都要习得的课程,很多人在追求与他人的良好关系的时候,忽略了一点,那就是人与人之间的关系也是有齿轮的,齿轮不对应的双方则很难磨合,需要平衡个体与他人的关系。每个人都会遇见和自己气场契合、相见如故的人。

在建立与他人的良好关系的过程中,要避免过度牺牲或者一味索取。自我牺牲式的人际关系会让个体一直处于丧失自我的状态,表面上可能获得比较多的朋友,但一味付出的一方很难获得真正的幸福感;而总是获得的那一方则很难明白友谊的真正价值在哪,自视甚高的结果是无法得到真正良好的人际关系的。

3 幸福感疗法的临床运用

3.1 抑郁症

抑郁症是一种具有高发生率和风险率的心理疾病,根据世界卫生组织(World Health Organization,WHO)的数据,如果对疾病按照致死率进行排名,抑郁症排在心脏病、中风和艾滋病等常见疾病之后的第九位(Joiner,2014)。

抑郁症是一种广泛存在的慢性疾病,它会影响人的思想、情绪和身体健康,其特征是情绪低落,缺乏活力,悲伤,失眠,无法享受生活。然而,到目前为止的临床研究表明,抑郁症的治疗效果并不能令人满意。目前对抑郁症的治疗以药物为主,临床上常见的药物有帕罗西汀、氟西汀、舍曲林等。

关于抑郁症的心理治疗,对于轻度抑郁症患者且主动寻求心理治疗的病人,一般心理治疗的效果较好;而对于中重度抑郁症患者,大部分需要在服药的基础上进行心理治疗。关于心理治疗疗法的选用,不同的治疗师有不同的选择。在一项调查精神科门诊治疗非精神病性、非物质相关疾病患者的相关结果研究中显示,心理治疗比药物治疗更有助于改善相关结果,它增加了患者的满意度,尤其与人际关系目标、处理特定问题和症状的能力有关(Dieter & Monika,2018)。

目前广泛运用于抑郁症中的治疗方法有认知行为治疗、接受与承诺疗法、心理治疗的认知行为分析系统以及幸福感疗法。幸福感疗法对于抑郁症的疗效已经在一些随机对照试验中得到验证,在抑郁症的某些特定领域,心理幸福感疗法可能起着重要作用。Fava 等(2002)通过对 10 例复发性抑郁症患者在服药期间进行 WBT 治疗,发现五分之四的患者对大剂量的药物有反应,但在一年的随访中,所有患者对心理治疗有反应,只有一人复发。提示在长期抗抑郁治疗中应用 WBT 可能会抵消临床疗效的损失。Moeenizadeh 和 Zarif(2017)对伊朗马什哈德不孕中心就诊的不孕妇女进行研究,进行基本评分后对其进行 8~10 次的幸福感疗法的干预,结果发现将 WBT 加入不孕妇女抑郁症治疗技术中具有可行性和临床优势。

3.2 广泛性焦虑障碍

广泛性焦虑障碍(Generalized Social Anxiety Disorder,GAD)是一种没有明确对象的焦虑障碍,以持续的显著紧张不安,伴有自主神经功能兴奋和过分警觉为特征的慢性焦虑障碍。GAD 是一种重要且常见的精神疾病,终生患病率为 3.7%(Chen,et al.,2019)。广泛性焦虑障碍的核心特征是过度和持续的焦虑,其相关症状包括易怒、躁动、疲劳、睡眠问题、难以集中注意力,以及肌肉紧张等躯体表现。广泛性焦虑障碍患者通常担心日常生活中的社交、职业和其他重要概念,这种行为与身体和情感问题导致的严重损害对其生活质量具有显著影响(Antunes,et al.,2018)。患有广泛性社会焦虑障碍的人会在各种各样的社交场合中经历极度的焦虑,正是由于这种过度的焦虑,个体往往在做决定时反复思考。Heiden C(2019)等学者的研究发现,广泛性焦虑症患者更倾向于选择最合理的方案,等待更安全但延迟的奖励。

对于广泛性焦虑障碍的治疗主要有药物治疗和心理治疗两大类,药物治疗主要用抗抑郁类药物或者抗焦虑类的药物。抗焦虑药物目前临床主要应用苯二氮䓬类药物与丁螺环酮等。抗抑郁药不仅对抑郁症有较好的疗效,对于广泛性焦虑症患者也具有一定程度上的疗愈作用,主要有选择性 5-羟色胺再摄取抑制剂(SSRI)、选择性 5-羟色胺和去甲肾上腺素再摄取抑制剂(SNRI)、去甲肾上腺素和特异性 5-羟色胺能再摄取抑制剂(NaSSA)药物。维生素 D 的缺乏也是广泛性焦虑障碍产生的一大要素,Eid A 等(2019)通过对 30 名广泛性焦虑症患者进行研究发现,补充维生素 D 可以有效改善广泛性焦虑症的严重程度。

非侵入性脑刺激技术可能为广泛性焦虑障碍的治疗提供一种新的方法。经颅直流电刺激(tDCS)对重度抑郁症已显示出良好的疗效和耐受性,Lima AL 等(2019)对 30 例广泛性焦虑症患者进行了一项试点、双盲、随机、假对照试验,结果发现患者的身体应激症状有所改善,但具体疗效如何仍需后续大样本研究。

目前用于治疗广泛性焦虑障碍的心理疗法主要有认知行为疗法(CBT)、精神分析疗法、森田疗法及其他心理治疗技术,研究结果表明,认知行为疗法是治疗 GAD 最有效的心理疗法(Geraets, et al., 2019)。心理幸福感疗法(WBT)作为一种聚焦于幸福感的技术,在广泛性焦虑症患者身上得到了很好的疗效验证。Fava 等(2005)已经测试了 WBT 在广泛性焦虑障碍设置中的有效性。20 例 DSM-Ⅳ 型广泛性焦虑障碍患者被随机分配到 8 个疗程的认知行为治疗,或 4 个疗程的认知行为治疗、然后接受 4 个疗程的幸福感治疗,结果显示这两种治疗方法都显著降低了焦虑。

3.3　惊恐障碍

《精神障碍的诊断与统计手册》(第五版)(2013)定义惊恐障碍为:恐慌突然发作的恐惧或不适,可能伴有心悸、心率加快、出汗、颤抖、胸痛、恶心或腹部不适、头晕、感觉异常、现实感丧失、人格解体、害怕发疯甚至死亡的恐惧。除了惊恐发作外,许多惊恐障碍患者还会出现预期性的焦虑和认知行为的不适应变化,从而导致恐惧回避(Gorman 等,2000),因此,惊恐障碍患者常伴有广场恐怖症和其他精神障碍。惊恐障碍是一种常见的精神疾病,Gorman 等(2000)提出了惊恐障碍的综合神经解剖学模型,该模型认为恐惧和焦虑相关反应是由一个所谓的"恐惧网络"介导的,该网络以杏仁核为中心,包括海马、丘脑、下丘脑、中脑导水管周围灰质区、蓝斑等脑干部位。Tietbohl-Santos 等(2019)的研究发现惊恐障碍的患者自杀率上升。

对惊恐障碍的治疗同样也是从药物治疗和心理治疗两个方向入手。药物治疗主要以缓解焦虑症状为主,Freire 等(2017)对帕罗西汀和氯硝西泮的疗效进行了比较研究,发现与帕罗西汀相比,先前使用氯硝西泮的患者一年的复发率较低。考虑到惊恐障碍的突然性、发作性,对各种心理治疗反应良好的患者也需要进行长期维持治疗。心理动力学治疗、认知行为疗法或者放松训练都对惊恐障碍具有一定的治愈作用,McCarthy KS 的研究发现,以上三种治疗方法中的任何一种对惊恐障碍的改善在治疗结束后基本上都能维持一年。未来的治疗发展可以侧重于提高积极治疗阶段的反应水平的因素。

幸福感疗法对于惊恐障碍的治疗作用已经在实际运用中得到了证实,运用暴露治疗和 WBT 联用的治疗方案,结果发现患有惊恐障碍患者的心理幸福感水平显著高于与之匹配的健康对照组;其次,WBT 在惊恐障碍等焦虑紊乱的药物治疗停用中也有一定作用。

3.4 创伤后应激障碍

创伤后应激障碍(PTSD)是创伤性事件造成的一种常见的、顽固的、致残的后果。创伤后应激障碍的临床特征包括事件相关症状对事件各方面的侵入性回忆、回避提醒、高度警觉,以及烦躁、过度兴奋或快感缺乏(Qi W,et al.,2016)。对于创伤后应激障碍的治疗与其他疾病的治疗有所区别,对于创伤后应激障碍,以创伤为重点的认知行为疗法和眼动脱敏及再处理仍是首选,药物治疗是次要的。有证据表明帕罗西汀、文拉法辛和氟西汀有一定作用,而舍曲林的作用较小(Buhmann & Andersen,2017)。

　　创伤性体验导致人们避免日常生活中的相关情景,幸福感疗法的理论基础中强调对痛苦经验的转移,聚焦到令人感到幸福的事情上面,因此该疗法对于创伤后应激障碍的治疗有效性可能主要体现在经验转移这一方面,主要在于让人们识别过去成功处理的问题与将来可能发生的问题之间的相似性,从而用一贯积极的行为模式来面对生活中所发生的事。幸福感疗法在解决童年期阴影造成的成人期心理后遗症中也可发挥作用,重点关注创伤性事件在个体创伤后成长上是可以产生积极转变的,因此 WBT 对创伤后的成长具有重要的临床意义。

3.5　神经性厌食症

　　神经性厌食症是所有精神疾病中死亡率最高的,因为它会导致严重的精神疾病和危及生命的并发症。非典型性神经性厌食症是最新版 DSM 中描述的一种新变体,它与神经性厌食症有许多共同之处,并具有较高的发病率和死亡率(Moskowitz & Weiselberg,2017)。现在神经性厌食症多与神经性贪食症并发,并与神经性厌食症的体重减轻及营养不良,以及神经性贪食症的排毒行为有关的医学并发症存在显著相关。没有一个身体系统能幸免于这些疾病的不良后遗症,特别是当神经性厌食症和神经性贪食症变得更加严重和长期存在时。

　　关于对神经性厌食症患者的治疗,黄悦(2007)使用荟萃分析得出药物治疗不能明显增加患者的体重或改善患者的病理心理,因此单独使用药物治疗神经性厌食症是不适当的,尤其是在改变患者的进食态度和行为上,必须配合心理干预。Carter 等(2009)对 32 例神经性厌食症住院患者进行研究,发现经过认知行为疗法治疗后患者的进食障碍病理性得分较入院前明显好转,体重增加显著,且后期随访症状明显改善。Sobstyl 等(2019)通过实验证明了脑深部电刺激对神经性贪食症具有良好的疗效。Strumila 等(2019)报道了一项关于经颅直流电刺激(tDCS)左背外侧前额叶皮层(DLPFC)治疗神经性厌食症患者的安全性和有效性,结果发现经颅磁电刺激已成为一种安全有效的治疗方法。

对于神经性厌食症患者而言,对身材的过分关注往往是疾病的诱发因素之一,他们认为只有瘦人才能获得幸福,于是严格控制饮食,最终导致厌食。针对这类患者对幸福感的非正确认知可能是对其进行治疗的一个突破口,通过幸福感疗法将患者带入正确的个人成长轨道,正确看待生活的意义,可能会对疾病起到很好的疗效作用。当然具体的临床意义还需进一步加以检验。

3.6 对青少年的干预

Ryff 的心理健康模型也可以应用于儿童和青少年,因为在六个维度上表现出高水平是个体在发展过程中需要经历的重要步骤。Chiara 等(2009)的研究发现,与安慰剂组相比,幸福感疗法的干预在促进心理健康方面是有效的,尤其是在青少年个人成长方面。此外,研究还发现幸福感疗法还可以有效地减少焦虑,尤其是焦虑躯体化,并提示基于学校的幸福感疗法可能具有重要的临床意义。

4 总 结

　　幸福感疗法基于 Ryff 的心理幸福感认知模型,包含了积极功能和幸福感的六个维度:自主性、对环境的掌控、个人成长、自我实现、自我接纳和积极的人际关系。

　　心理治疗的目标就是将个体引入幸福感的六个维度上,与患者共同探讨六个维度的问题,并在此过程中消除阻碍幸福实现的阻塞物。

　　在进行幸福感疗法的过程中,也要把握好幸福与平衡的关系,在实施幸福感疗法的过程中,与平衡理论相结合,这有助于让患者顿悟自己幸福阻塞的重要原因,把握好平衡与幸福感的关系,对该疗法的疗效具有重要的意义。

　　幸福感疗法已被证明对多种心身疾病均具有很好的疗效,更多的临床作用有待进一步开发。

参 考 文 献

[1] Ryff CD, Singer BH. Know thyself and become what you are: a eudaimonic approach to psychological well-being[J]. J Happiness Stud, 2008, 9: 13 - 39.

[2] Ryff CD. Psychological well-being revisited: advances in the science and practice of eudaimonia[J]. Psychother Psychosom, 2014, 83(1): 10 - 28.

[3] Guidi J, Rafanelli C, Fava GA. The clinical role of well-being therapy[J]. Nordic journal of psychiatry, 2018, 72(6): 1 - 7

[4] Ryff CD, Keyes CLM. The structure of psychological well-being revisited[J]. Journal of Personality and Social Psychology, 1995(69): 719 - 727.

[5] 王茜, 王宇佳, 张秋实. 大学生心理弹性、自尊与心理幸福感关系研究[J]. 牡丹江师范学院学报(社会科学版), 2019(4): 102 - 114.

[6] 于晓波, 于书亚. 大学生成就目标定向与心理幸福的关系: 自我效能感的中介作用[J]. 河南科技学院学报, 2015(6): 74 - 77.

[7] Fava GA, Ruini C, Rafanelli C, et al. Well-being therapy of generalized anxiety disorder[J]. Psychother Psychosom, 2005, 74(1): 26 - 30.

[8] 袁勇贵, 黄河, 张玲俐, 等. 平衡心理治疗与心身相关障碍[J]. 实用老年医学, 2017, 31 (10): 906 - 909.

[9] 袁勇贵, 等著. 平衡心理治疗[M]. 南京: 东南大学出版社, 2018, 5.

[10] 黄悦. 神经性厌食症的药物治疗[J]. 中国心理卫生杂志, 2007, 10: 724 - 726.

[11] Fredrickson BL, Joiner T. Positive emotions trigger spirals toward emotional well-being[J]. Psychological Science, 2002, 13: 172 - 175.

[12] Ryff CD, Singer B H. Psychological well-being: meaning, measurement, and implications for psychotherapy research[J]. Psychother Psychosom, 1996, 65(1): 14 - 23.

[13] Garamoni GL, Reynolds CF, Thase ME, et al. The balance of positive and negative affects in major depression: a further test of the States of Mind model[J]. Psychiatry Res, 1991, 39(2): 99 - 108.

[14] Wood AM, Tarrier N. Positive Clinical Psychology: a new vision and strategy for inte-

grated research and practice[J]. Clin Psychol Rev,2010,30(7):819-29.

[15] Smith K. Mental health:a world of depression[J]. Nature,2014,515(7526):181.

[16] Dieter N,Monika B. Should antidepressants be used in minor depression? [J]. Dialogues Clin Neurosci,2018,20(3):223-228.

[17] Hasler G,Moergeli H,Schnyder U. Outcome of psychiatric treatment:What is relevant for our patients? [J]. Comprehensive Psychiatry,2004,45:199-205.

[18] Fava GA,Ruini C,Rafanelli C, et al. Cognitive behavior approach to loss of clinical effect during long term antidepressant treatment:A pilot study[J]. American Journal of Psychiatry,2002,159:2094-2095.

[19] Moeenizadeh M,Zarif H. The Efficacy of Well-Being Therapy for Depression in Infertile Women[J]. Int J Fertil Steril,2017,10(4):363-370.

[20] Chen TR,Huang HC, Hsu JH, et al. Pharmacological and psychological interventions for generalized anxiety disorder in adults:A network meta-analysis[J]. J Psychiatr Res,2019,118:73-83.

[21] Antunes A,Frasquilho D,Azeredo-Lopes S,et al. Disability and common mental disorders:results from the world mental health survey initiative Portugal[J]. Eur Psychiatry,2018,49:56-61.

[22] Heiden C,Broeren S,Bannink R,et al. Intolerance of uncertainty and decision making in generalized anxiety disorder patients[J]. Psychiatry Res,2019,279:393-394.

[23] Eid A,Khoja S,AlGhamdi S,et al. Author information. Vitamin D supplementation ameliorates severity of generalized anxiety disorder (GAD)[J]. Metab Brain Dis,2019,34(6):1781-1786.

[24] Lima AL,Braga FMA,da Costa RMM,et al. Transcranial direct current stimulation for the treatment of generalized anxiety disorder:A randomized clinical trial[J]. J Affect Disord,2019,259:31-37.

[25] Geraets CNW, Veling W, Witlox M, et al. Virtual reality-based cognitive behavioural therapy for patients with generalized social anxiety disorder:a pilot study[J]. Behav Cogn Psychother,2019,47(6):745-750.

[26] American Psychiatric Association. Diagnostic and statistic manual of mental disorders [J]. Arlington:American Psychiatric Publishing,2013,214-217.

[27] Cox BJ. The nature and assessment of catastrophic thoughts in panic disorder[J]. Behav Res Ther,1996,34:363 – 374.

[28] Gorman JM,Kent JM,Sullivan GM,et al. Neuroanatomical hypothesis of panic disorder,revised[J]. Am J Psychiatry,2000,157:493 – 505.

[29] Tietbohl-Santos B,Chiamenti P,Librenza-Garcia D,et al. Risk factors for suicidality in patients with panic disorder:A systematic review and meta-analysis[J]. Neurosci Biobehav Rev,2019,105:34 – 38.

[30] Freire RC,Amrein R,Mochcovitch MD,et al. A 6 – Year Posttreatment Follow-up of Panic Disorder Patients:Treatment With Clonazepam Predicts Lower Recurrence Than Treatment With Paroxetine[J]. J Clin Psychopharmacol,2017,37(4):429 – 434.

[31] Qi W,Gevonden M,Shalev A. Prevention of Post-Traumatic Stress Disorder After Trauma: Current Evidence and Future Directions[J]. Curr Psychiatry Rep,2016,18(2):20.

[32] Buhmann CB,Andersen HS. Diagnosing and treating post-traumatic stress disorder[J]. Ugeskr Laeger,2017,179(24).

[33] Moskowitz L,Weiselberg E. Anorexia Nervosa/Atypical Anorexia Nervosa[J]. Curr Probl Pediatr Adolesc Health Care,2017,47(4):70 – 84.

[34] Carter JC,McFarlane TL,Bewell C,et al. Maintenance treatment for anorexia nervosa:a comparison of cognitive behavior therapy and treatment as usual[J]. Int J Eat Disord, 2009,42(3):202 – 207.

[35] Diamond GS,Serrano AC,Dickey M,et al. Current status of family-based outcome and process research[J]. J Am Acad Child Adolesc Psychiatry,1996,35 (1):6 – 16.

[36] Sobstyl M,Stapińska-Syniec A,Sokół-Szawłowska M,et al. Deep brain stimulation for the treatment of severe intractable anorexia nervosa[J]. Br J Neurosurg,2019,25:1 – 7.

[37] Strumila R,Thiebaut S,Jaussent I,et al. Safety and efficacy of transcranial direct current stimulation (tDCS) in the treatment of Anorexia Nervosa[J]. The open-label STAR study. Brain Stimul,2019,12(5):1325 – 1327.

[38] Ruini C,Ottolini F,Tomba E,et al. School intervention for promoting psychological well-being in adolescence[J]. J Behav Ther Exp Psychiatry,2009,40(4):522 – 32.

[刘青飞　袁勇贵]

附录:心理幸福感量表

该量表共有 84 题,包括自主性、掌控环境、个人成长、自我实现、积极的人际关系和自我接纳 6 个分量表。每个分量表 14 题,采用 6 级评分,"很不同意"记 1 分,"非常同意"记 6 分。总量表信度系数为 0.928 3。

题目	很不同意 (1)	基本不同意 (2)	部分不同意 (3)	部分同意 (4)	大部分同意 (5)	非常同意 (6)
1. 有时候我会改变自己的行为或思想方式去迎合周围的人。						
2. 即使与多数人的意见分歧,我也不怕发表自己的意见。						
3. 我的决定很少受他人影响。						
4. 我比较在意别人对我的看法。						
5. 我觉得对自己满意比获得他人的赞同更重要。						
6. 我很容易被那些很有主见的人影响。						
7. 别人很难说服我去做我不想做的事。						
8. 我觉得迎合他人比坚持自己的原则更重要。						
9. 即使与人们的观点相悖,我仍然坚信自己的观点。						
10. 对我来说很难在有争议的问题上发表自己的见解。						
11. 我常因朋友或家人反对而改变我的决定。						
12. 我不是那种会因社会压力而改变自己思想或行为的人。						
13. 我很在乎别人如何评价我在生活中所做出的各种选择。						
14. 我不是按别人的标准,而是按自己认为重要的标准来衡量自己。						
15. 总的来说,我认为我能够把握自己的生活。						
16. 每天的生活需求经常令我感到沮丧。						
17. 我很难融入周围的人际环境。						
18. 我对于日常生活中的许多职责事务都处理得很好。						
19. 我常常被自己所承担的责任压得喘不过气来。						

题目	很不同意 (1)	基本不同意 (2)	部分不同意 (3)	部分同意 (4)	大部分同意 (5)	非常同意 (6)
20. 假如我不满意现状,我会努力想办法去改变它。						
21. 一般来说,我能妥善处理个人财政及个人事务。						
22. 我因为不能应付每天必须做的事情而感到很大的压力。						
23. 我善于灵活安排时间,以便完成所有工作。						
24. 我能积极主动地完成自己制订的计划。						
25. 虽然我每天都很忙碌,但是能够处理好每一件事使我感到满意。						
26. 过去的日子有好有坏,但总体来说我并不想改变它。						
27. 我难以用一种令我满意的方式来安排生活。						
28. 我已经按照自己喜欢的方式营建家庭和生活方式。						
29. 对那些能扩展自己眼界的活动,我都不感兴趣。						
30. 总的来说,随着时间的流逝,我不断地加深对自己的认识。						
31. 我是那种喜欢尝试新事物的人。						
32. 我认为现在的生活方式很好,不需要再做新的尝试。						
33. 若有机会,我愿意在很多方面改变自己。						
34. 我认为获得新经验是十分重要的。						
35. 我认为无论哪一个年龄段的人都能继续成长与发展。						
36. 随着时间的流逝,我对生活有很多感悟,这使我成为一个更加坚强、更有能力的人。						
37. 随着时间的流逝,我感到自己成长了很多。						
38. 我不喜欢那些需要我改变以往处事方式的新环境。						
39. 对我来说,生活是一个不断学习、变化和成长的过程。						
40. 我很高兴看到自己的思想有所改变并趋于成熟。						
41. 我早就不想对自己的生活做出重大的改善或改变了。						

续表

题目	很不同意(1)	基本不同意(2)	部分不同意(3)	部分同意(4)	大部分同意(5)	非常同意(6)
42. "老来不学艺"这句话说得很有道理。						
43. 多数人都认为我是个既亲切又有爱心的人。						
44. 对我来说,与人保持亲密的关系很困难,而且令我感到沮丧。						
45. 我常常感到寂寞,因为很少亲密好友能与我分忧。						
46. 我很喜欢与家人或朋友作深入的沟通,彼此了解。						
47. 我认为当好友向我诉说他们的烦恼时,做一个好的聆听者是最重要的。						
48. 很少人愿意听我倾诉心事。						
49. 我觉得从友谊中获益匪浅。						
50. 我觉得大多数的人比我有更多的朋友。						
51. 人们认为我是一个肯付出并且愿意和他人分享自己的时间的人。						
52. 我很少与别人有彼此关怀、互相信任的关系。						
53. 当谈及友谊时,我常感到与我无关。						
54. 我和我的朋友都认为我们之间是可以互相信任的。						
55. 我很难敞开心扉跟别人沟通。						
56. 我和朋友都能够互相体谅对方的难处。						
57. 我得过且过,从未真正地思考过未来。						
58. 我倾向于关注当前,因为未来总给我带来麻烦。						
59. 我的人生有方向和目标。						
60. 我的日常活动看起来既琐碎又微不足道。						
61. 我不太清楚自己的人生目标是什么。						
62. 我以前常常为自己定下目标,但现在觉得那是在浪费时间。						
63. 我喜欢为将来定下计划并努力去实践。						
64. 有些人生活没有目标,但我不是这样的人。						
65. 因为我从未能完成我决心要做的事,所以当我制订每天的活动计划时,我常感到很沮丧。						
66. 有时我感到已经做完了一生中所有要做的事情。						

题目	很不 同意 (1)	基本 不同意 (2)	部分 不同意 (3)	部分 同意 (4)	大部分 同意 (5)	非常 同意 (6)
67. 我醒来经常对自己的生活感到失望。						
68. 我在社交活动和建立人际关系上所付出的努力是相当成功的。						
69. 我的人生目标为我带来的满足感多于挫折感。						
70. 总的来说,我不确定我的生活是否充实。						
71. 每当我想到我过去所做的事情和将来希望做的事情时,我都感觉良好。						
72. 每当我回顾自己的过去时,我对那些经历和结果都感到满意。						
73. 总括来说,我对自己是肯定的,并对自己充满信心。						
74. 我觉得我认识的许多人,他们在生活中得到的比我多。						
75. 我对自己的性格大致感到满意。						
76. 回顾过去,我觉得自己并没有很大的改进。						
77. 虽然我曾经做过一些错误的决定,但事情发展到最后还是不错的。						
78. 到目前为止,在很多方面我对自己在生活中获得的成绩感到失望。						
79. 大致上,我对自己和所过的生活都感到骄傲。						
80. 我羡慕许多人所过的生活。						
81. 大多数人对自身的态度是积极肯定的,但我可能不是这样。						
82. 每当回想起我人生中所完成的事,我就感到很满意。						
83. 当我把自己和朋友、熟人相比时,我的自我感觉良好。						
84. 每个人都有他的弱点,但是我的弱点似乎比别人多。						

第四篇　正念冥想

　　正念冥想越来越多地被纳入精神健康干预,本篇回顾了目前对正念冥想的理解、心理及生理作用机制和心身领域的应用研究成果,并总结了简明正念冥想和基于 App 的正念冥想干预在当前的进展。

　　正念冥想的研究对于心理健康具有重要的现实意义。

关键词: 正念冥想　机制　应用

1 概　述

　　1979 年,Kabat-Zinn 及其同事为缓解慢性疼痛患者的压力,在马萨诸塞州大学医学院(Kabat-Zinn,2011)开发了"正念减压"(mindfulness based stress reducation,MBSR)课程。此后,MBSR 及其衍生的正念冥想训练逐渐应用于多种心理疾病的治疗中。

　　正念冥想技术和指导主要来自佛教中的正念冥想传统。正念是一个英语术语,起源于 19 世纪巴利语(Pali)中的 sati 一词,指的是一种防止注意力被干扰物吸引的精神稳定状态。冥想是指一系列自我调节实践,其重点是训练注意力和意识,从而更好地调控心理过程,发展平静、清晰、集中的意识状态。冥想练习可以增强正念,促进心理健康。

　　经典正念冥想混合吸收了多种冥想技术,是植根于佛教传统的新的正念实践。

1.1　正念的建构

　　正念描述了一种意识状态,在这种状态下,个人以接受和非评判的方式关注正在进行的事件和经历。正念有如下关键特征:对内部经验(情绪、思想、行为意图)和外部事件的有意识觉察和接受,并在对信息概念化之前进行有意识的信息处理;在有意识的状态下,个人只注意到正在发生的事情,而不评估、分析或反思它;正念是一种以当下为导向的意识,个人专注于当下的体验,而不只是思考过去或幻想未来

(Brown,Ryan & Creswell,2007)。

正念作为一种心理建构,可分为特质正念(traitmindfulness)和状态正念(statemindfulness)两种类型。人格心理学将正念视为一种特质,认为它是一种与生俱来的本能,由于情景差异、个体差异性的存在而强度不同;正念是一种自然的本能,未受过训练的外行人也可以体验到,而不只是局限于那些受过专业指导和培训的人;正念水平的差异很可能归因于遗传倾向和环境影响。状态正念的观点认为,正念本质上是一种心理状态,同一个体在不同时间点所处的正念水平可能不同,特质正念水平很高或定期修行冥想的个体,正念体验可能会更强烈、更频繁、时间更长,但即使是这些人,他们有时也会对当下缺乏觉知、做出自动化反应(Hülsheger,et al.,2013)。

1.2 专注冥想和开放监测冥想

冥想可以被定义为一系列复杂的情绪和注意力调节训练模式,冥想练习不仅影响注意力和情绪的功能调节,还会对大脑结构和行为产生长期影响。

神经科学研究将正念冥想区分为专注冥想(focused attention,FA)和开放监测冥想(open monitoring,OM)两种类型(Lutz,et al.,2008)。专注冥想(FA)将注意力引导并维持在特定的对象上(例如呼吸感觉),当发觉到走神或无关的思绪干扰时,就将注意力从干扰中分离出来,转移回选定的对象,重新评估认知干扰,例如提醒自己"这只是一个想法""分心无可厚非,只要重新保持专注就好了";开放监测冥想(OM)强调保持以当前为中心的意识,不是将注意力集中在单个焦点对象上,而是采取非反应性的元认知监控,对感觉、知觉、内源性刺激进行非反应性的解释,保持对自动化认知的非反应性觉察。

专注冥想使得个体的注意力更容易、更稳定地停留在所选择的焦点上,当专注冥想达到最高级的水平时,调节技能的使用频率越来越低,保持注意力逐渐变得"毫不费力",个体将逐渐获得成熟的监控技能,这是专注冥想向开放监测冥想过渡的关键。如 MBSR 训练最初聚焦于单个对象,但是随着培训的进行,引入了开放监测冥想。在这种转变中,实践者逐渐减少了对专注冥想中显性对象的关注,并相应地增强了监控能力,逐渐能够"毫不费力"地维持意识状态。开放监测冥想练习的核心目标是帮助个体对精神世界中通常隐含的思维倾向和情绪习惯获得清晰的反省和意识,从而更容易地改变认知和情绪习惯。它使人对投射到过去和未来的自传式认同感产生更加敏锐的、但情绪反应更少的意识,通过提高对身体和环境的敏感度,冥想练习可以减少个体对于心理精神痛苦的反应。

1.3　正念冥想的结构与规范

根据麻省大学医学院医学、保健和社会正念中心(Center for Mindfulness in Medicine, Health Care, and Society, CFM) 2017 年发布的正念减压(MBSR)授权课程指南(Santorelli, et al., 2017),基本的正念减压疗法(MBSR)课程时间为 8 周,每周 2.5～3.5 小时,一般包含 10～20 个参与者,课程规模可以根据实际情况稍稍扩大或缩小。通常在第 6 周后,会安排一个单独的、持续一整天(8 小时)的专注于正念冥想的静默练习。

具有专业资格的教练在课堂上教授正念冥想练习的技巧并指导练习者进行冥想练习。此外,参与者需要完成包含正念冥想练习在内的日常作业,大约 45 分钟(Parsons, et al., 2017)。除了正式的正念冥想练习,指导者还会鼓励参与者通过各种非正式方式培养正念,在日常生活的事务参与中不断提高正念冥想训练中获得的能力。

正念冥想过程中应保持稳定的姿势,避免过度紧张,最常用的是稳定的直立姿势；在身体扫描练习中，练习者可以保持平躺姿势；同样，正念冥想训练也可以和行走、瑜伽相结合。

坐位姿势的正念冥想通常选择呼吸作为冥想的焦点，指导者鼓励参与者进入一种"好奇的""友好的"或"开放的"注意力结构中，对经验采取不分好恶、不加评判的态度，既不陷入对于对象的概念阐述中，又不对不可避免的干扰放松警惕。当注意力被干扰物吸引时，他们应该意识到干扰已经发生了，但不进行判断或反应，而是把注意力转移到冥想的最初焦点上。当干扰物由一系列想法组成时，参与者应该认识到这些想法仅仅是想法，冥想练习的目标不是压制想法，而是将其作为客体来观察。

经典正念冥想的常用技术和指导原则借鉴了多种冥想传统，这种复杂性可能是正念冥想的精确机制缺少明确科学共识的原因之一。尽管经典正念冥想延伸出了多种练习模式和疗法（如 MBCT），但几乎所有训练机制都涉及一组与正念冥想有关的共同要素（Lutz, et al., 2015）。

1.4 效果评价

正念冥想自评量表是评估正念水平和训练效果的常用工具。如五因素正念量表、认知与情感正念量表、肯塔基州正念量表等，这些量表具有良好的信效度，能够反映出心理健康水平的提升（Baer, et al., 2006）。

正念注意力知觉量表（The mindful attention awareness scale, MAAS）包含 15 个条目，测量个体在日常生活中意识到当下体验的倾向。该量表是单因素问卷，结果以总分显示，使用 6 级 Likert 量表评分，内部一致性为 0.82。认知与情感正念量表包含 12 个条目，测量一般日常经验中关于思想和感觉的注意力、意识、当前焦点以及接受/无判断，以 4 级 Likert 式评定总分。

　　肯塔基州正念技能量表(The Kentucky Inventory of Mindfulness Skills，KIMS)包含 39 个条目，旨在测量正念的四个要素：观察、描述、有意识地行动和不加判断地接受，按 5 级 Likert 评分进行评级。它衡量了不需要冥想的经验，在日常生活中保持正念的一般倾向，四个分量表的内部一致性从 0.76 到 0.91 不等。正念量表包含 16 个条目，评估个体以何种方式应对痛苦的想法和画面。所有的条目都以"通常，当我有痛苦的想法或画面时"开始，评分标准是 7 级 Likert 式，评估了正念的四个方面，内部一致性良好($\alpha = 0.89$)。

　　在众多量表中，五因素正念量表(Five Facet Mindfulness Questionnaire，FFMQ)由于包含了完整的正念五因素而更为常用。Baer 等(2006)选取了正念注意力知觉量表、肯塔基州正念量表、弗莱堡正念量表(The Freiburg Mindfulness Inventroy，FMI)、正念量表(The Mindfulness Questionnaire，MQ)、认知与情感正念量表五个量表，通过探索性因素分析发现五个量表的所有条目可分为五个不同的维度：分别评判个体观察、描述、有意识地行动、无判断和无反应性的能力。研究者保留了其中 112 个条目，编制成五因素正念问卷，计分方式采用 5 级 Likert 式(1＝从不或很少为真，5＝非常经常或总是为真)。相关分析表明，五个因素中至少有四个(描述、有意识地行动、无判断和无反应)是整体正念结构的组成部分，其中三个方面(有意识地行动、无判断、无反应)在预测心理症状方面效度良好。

　　弗莱堡正念量表包括 14 个条目，由于施测简单便捷而广泛应用。量表采用 4 分 Likert 式计分，分数越高表明注意力越集中，量表适合使用总分进行单维解释。弗莱堡正念量表可以衡量参与者进入正念状态的能力，也被用来衡量训练后参与者的正念变化，内部一致性良好($\alpha = 0.93$)(Baer，et al.，2006)。

2 正念冥想的作用机制

2.1 生理机制

正念冥想训练依赖于多种高层次的心理功能,冥想带来的神经功能变化在脑网络中表现出来。大量的研究探究了正念冥想训练在神经水平上对认知系统的影响。

Lutz 等(2015)确定了三个与正念冥想训练的认知领域密切相关的网络:第一个是中央执行网络(central executive network,CEN),它参与自上而下的注意力调节,包括前额叶皮层(PFC)和顶叶皮层的节点;第二个是作为由下而上的注意力定向的连接网络,包括前岛叶、背侧前扣带皮层、杏仁核和多巴胺中脑区域;第三个为默认网络(default mode network,DMN),主要集中在中轴皮质区域,后扣带回皮质和内侧前额叶皮层是两个中心区域。默认模式网络最初是通过相对于任务导向状态在休息期间的激活增加而识别出来,它还与自动思维和自我参照思维有关(Wielgosz et al.,2019)。无论是在正念冥想训练过程中,还是在正念冥想训练随后的认知任务表现过程中,以上网络都观察到了功能改变。

Fox 等(2016)对涉及多种冥想的共计 78 项神经影像学研究进行荟萃分析,发现了与正念冥想训练类型相关的一致激活和失活的多个脑区。专注冥想和开放监测冥想都与下列区域的激活增加有关:前脑岛、背侧前扣带回和部分内侧扣带皮层。不同之处在于:专注冥想训练还表现出后扣带回的失活和抑制,开放监测冥想训练表现出内侧前脑岛和前额叶皮层外侧区域的激活。

默认网络（DMN）一直是正念冥想神经基础的研究重点。研究发现，DMN子网络的功能连接随着正念冥想训练的增加而逐渐增加，而DMN核心主体之间的连接会随之逐渐减少。以长期正念冥想实践者为研究对象，发现他们在开放监测冥想训练中DMN的激活减少，休息状态下DMN和CEN区域之间的静息状态功能连接增加（Wielgosz,et al.,2019）。

DMN不同区域之间的功能连通性差异在短期正念冥想者身上也得到了佐证。Xiao等（2019）以健康志愿者为研究对象，发现短期正念冥想后大脑区域同质性和功能连通性发生变化，右侧顶上小叶和左侧中央后回的区域同质性增加，左侧中央后回相关网络的功能连接发生改变，正念问卷得分明显提高，负性情绪明显减少。这项研究为短期正念冥想优化情绪处理提供了新的证据，说明个体在DMN不同区域之间的功能连通性存在显著差异，正念初学者的顶叶皮质参与度比长期冥想者更高。

在脑电波的振幅研究中，同样发现了正念冥想与DMN的密切联系。Yang等（2019）研究了初学者在焦虑、抑郁症状的背景下，经过40天的正念冥想训练后大脑的结构和功能网络变化，发现楔前（DMN的后部区域）存在重叠的结构和功能效应，皮质厚度增加且低频振幅减弱，其中左侧楔前叶/扣带后叶皮质振幅的降低与抑郁评分的下降相关。

2.2　心理机制

正念冥想的心理机制是研究之初所探讨的重点，也是量表建构的重要依据。由于难以获得量化的证据指标，心理机制建构仍待进一步探讨，目前较为公认的心理机制有元认知的改变、以当下为中心的意识、对经验的非反应性、去具体化等。

元认知的改变是正念冥想作用的重要生理机制。元认知可以帮助个体监控当前的思想内容和过程，比如当一个人在准备考试复习时，突然意识到自己的思绪已经漂移去度假游玩了。有关注意力分散的元认知使得个体能够纠正偏差，并将注意力重新转回到手头的任务中。此外，元认知能够监控注意力的质量并注意到它的产生背景，比如注意力所引起的情感状态。

正念冥想能够培养以当下为中心的意识，帮助个体在当下时刻保持注意力的焦点，而不是陷入关于过去或未来的一系列想法或前瞻性和回顾性的情景记忆之中。在正念冥想训练中，通常通过关注感官知觉和身体感觉（比如呼吸、身体扫描）来促进以当下为中心的意识，鼓励练习者识别发生在当下的身体感觉。

正念冥想能够培养个体对经验的非反应性。个体通常会对当前经验内容作出习惯性的情感评估，产生更深的情感情绪卷入，而正念冥想训练帮助个体以"好奇""接受"和"不判断"的态度对待意识和经验，采取一种不评判好恶的立场，以此减少对内部刺激的回避，促进对心理精神内容更准确的感知。

去具体化也是正念冥想改善心理健康的重要心理机制，指个体的想法和思想不再被体验为世界上的真实物体，又称为"去中心化"或"心理疏离"。一个人可能会将想法当作真实事件和实体来体验，比如将对即将到来的考试的想法体验为对考试期间将会发生之事的真实描述，并产生焦虑等一系列消极情绪反应。去具体化指的是一种相反的倾向，即想法和知觉不再被认为是现实的真实表征，想法只是想法，是一种精神客体，通过这种方式将自己置身于所观察到的现象之外，并减少经验融合的倾向。

随着正念冥想练习训练的推进，上述能力会得到进一步的发展并且更容易迁移到正式冥想环境之外,帮助个体在日常生活中应用这些能力提升心理健康水平。

关于如何通过正念冥想训练发展这些核心能力,研究者做出了如下假设(Wielgosz,et al.,2019):① 时刻专注于冥想对象,有助于维持以当下为中心的意识状态;② 通过对分心进行监控来培养元认知;③ 当一系列令人分心的思想捕获了注意力并将其从目标对象上拉走时,通过认识到这些想法只是思想而不是现实,可以训练"去具体化"的能力;④ 练习对经验采取不加喜恶或"好奇"和"不判断"的态度,以此来培养对经验的非反应性;⑤ 通过减少叙事性思维、自传性思维来改变与自我相关的信息加工。

3 临床应用

3.1 正念冥想在心身疾病患者中的应用

正念冥想训练能够改善躯体疾病患者的生活质量,研究主要集中于癌症、肠道应激综合征和其他各种慢性疾病。其作用机制主要是通过降低压力、改善情绪来改善躯体健康水平。

在正念冥想练习时,专注于缓慢的呼吸可以激活副交感神经系统,抵消压力反应,改善糖尿病、高血压、癌症等各种慢性疾病患者的生活质量,还能降低血清皮质醇水平和血浆儿茶酚胺水平。如 Dada和 Gagrani(2019)研究发现,正念冥想训练可以通过降低压力反应显著改善青光眼患者的生活质量。青光眼是一种以视网膜神经节细胞丢失为特征的神经退行性疾病,压力会导致内源性皮质醇的释放,进一步导致眼压升高。冥想可以积极地调节参与青光眼发病的细胞通路,显著降低眼压,还可以改善青光眼患者前额皮质的脑氧合,增加脑源性神经营养因子,预防视网膜神经节细胞死亡。研究表明,正念冥想作为一种低风险、低成本的技术,可以作为青光眼治疗的有效辅助手段。

除了减压,正念冥想还能够通过缓解躯体疾病患者的负性情绪、降低其对痛苦的敏感度,改善躯体健康和生活质量。Ratcliff 等(2019)以进行立体定向乳腺活检的女性为研究对象开展了随机对照试验,参与者被随机分配到一次基于正念的冥想指导、集中呼吸或标准护理中,脑电图活动结果表明,与集中呼吸、标准护理相比,正念冥想组的女性焦虑感明显降低。简短的指导性冥想可以有效缓解医疗中的急性焦虑,并影响与注意力、自我意识和情绪调节有关的区域的神经元活动。Chandran 等(2019)研究发现,胃食管反流病患者的心理健康及社会功能与抑郁症状显著相关,正念冥想能显著降低抑郁程度,进而改善与健康相关的生活质量。由于正念冥想训练可降低对思想、情绪和身体感觉的反应性,这可能会降低内脏的敏感度,进而降低症状的严重程度并改善生活质量;同时,患者对疼痛感觉重新解释的可能性增加,这也预示着症状的减少。

获得同伴支持是正念冥想训练改善心身疾病患者心理社会功能的重要原因。Franco 等(2020)研究发现,正念冥想能够改善被切除乳房女性的社会心理功能。乳腺癌患者在切除乳房后,往往因为身体形象的改变和术后并发症的折磨,心理社会功能恶化、生活质量下降,阻碍癌症的治疗。与对照组相比,正念冥想组在 7 周的正念训练后,患者在自尊、抑郁、社交回避、经验回避、适应力、紧张和社交焦虑方面有显著改善。

Kohut 等(2020)的研究结果也证明团体支持是正念冥想训练的重要部分。研究发现,以正念为基础的团体干预对治疗青少年炎症性肠病具有可行性。虽然团体成员招募的难度很高,但参与者一旦加入正念冥想团体,就表现出较高的出勤率和家庭冥想练习的完成率,参与者不仅学到了正念技术,还受益于小组成员提供的针对炎症性肠病的同伴支持。

以上研究表明,正念冥想训练能够通过降低压力、缓解负性情绪来改善心身疾病患者的健康水平和生活质量。将正念冥想作为辅助手段融入心身疾病的综合治疗中具有重要意义。

3.2 正念冥想在精神疾病患者中的应用

正念冥想已被广泛应用于治疗抑郁症、疼痛、焦虑症和药物滥用，并取得了积极成果（Wielgosz，et al.，2019）。

大量的临床试验研究证明正念冥想可以预防抑郁症复发，主要疗法是正念认知疗法（mindfulness based cognitive therapy，MBCT）。正念冥想训练可以帮助患者将注意力转移到当下来摆脱抑郁的沉思，去具体化减少了思维反刍过程中的情绪功能参与程度，从而缓解抑郁症状。此外，MBCT 能减少过度泛化的自传体记忆，提高对不相关思维的抑制能力。与未接受 MBCT 的患者相比，MBCT 在降低随后 60 周内的抑郁复发风险方面效果显著。MBCT 在总体上治疗抑郁症的效果优于无治疗和其他积极治疗，和认知行为治疗或抗抑郁药物治疗等循证治疗的效果相当，在长期随访中也得到了相似的结果。随机对照试验表明，MBCT 和抗抑郁药物在防止抑郁症复发方面没有差异。

与抑郁症相比，有关正念冥想对于焦虑症的研究较少，目前尚无某种特定的正念冥想疗法来专门用于焦虑症的治疗。与未经治疗的对照组相比，正念冥想疗法可以减轻患者的焦虑症状，但它相对于其他主动疗法（如认知行为疗法）的疗效尚不明确。减少重复性负性思维是正念冥想缓解焦虑的主要机制，一项针对社交焦虑的随机对照研究发现，正念减压参与者的负性自我相关信念减少，背内侧前额叶（与自我认知相关的结构）的活性增加，两者可预测治疗效果；此外，个体在正念冥想训练时将认知暴露于焦虑之中，有助于降低反应性；正念冥想训练还能促进个体自上而下地调节对模糊刺激的反应性，有利于症状减轻。聚焦于症状的心理治疗对于焦虑症而言最为有效，针对焦虑症的特定正念冥想疗法有待于进一步开发。

正念冥想对于慢性疼痛的疗效显著。研究表明，基于干预的正念冥想疗法在缓解慢性疼痛方面优于无干预组，与对照组疗效相当。基于干预的正念冥想疗法对缓解慢性疼痛、改善生活质量有显著疗效，但在纤维肌痛、偏头痛和慢性盆腔痛等多种疼痛相关症状中证据有限。一个 MBSR 减轻背痛的随机对照研究发现，相对于常规治疗，正念冥想显著缓解疼痛，在 2 年的随访中效果得以维持。正念冥想疗法影响疼痛处理的神经行为过程，与阿片类药物、安慰剂预期或虚假干预不同，其疼痛缓解的机制具有独特性，与疼痛有关的认知改变、情感反应的降低、关注当下的意识、感觉处理的变化都有助于缓解与疼痛相关的痛苦。

正念冥想疗法能够治疗物质滥用，其潜在机制包括反应抑制和消退、奖赏处理的变化，正念冥想可以增加自上而下的监管，减少与药物使用相关的自动性，降低药物使用的注意偏差。研究表明，正念冥想干预在减少物质使用频率、与使用有关的问题和降低渴望方面优于控制条件（如认知行为治疗）。还有研究比较了认知行为治疗和正念冥想治疗的复发预防结果，表明在 12 个月的随访中正念冥想干预组的物质滥用天数更少。

此外，正念冥想干预在注意力缺陷多动障碍、创伤后应激障碍、饮食失调和重症精神疾病方面的研究也逐渐展开，并呈现出积极效果。但一项荟萃分析表明，囿于样本量和方法学缺陷，研究结果的一致性不足，疗效有待于进一步证实（Hilton, et al., 2019）。

3.3　正念冥想在健康人群中的应用

正念冥想能够改善健康人群的健康水平，提高幸福感。

Hilton 等（2019）分析了截至 2017 年 7 月关于正念冥想干预的综述，研究发现，有充足的证据表明正念冥想能够给疾病照顾者带来益处，但它是否能给医疗工作者、上班族带来益处尚不明确。此外，正念冥想在改善焦虑、抑郁、减轻压力方面的研究成果具有一致性。

Cásedas 等(2019)对以往的随机对照研究进行了系统的回顾和荟萃分析,研究表明正念冥想训练能增强成年人的执行控制能力,其中正念冥想训练对工作记忆和抑制控制能力的改善效果最大,对认知灵活性的改善效果较小。Morley(2018)的研究也支持了该结果,Morley 以罪犯为研究对象,发现正念冥想训练能够降低冲动,直接减少犯罪行为,还能够通过提高罪犯的自我意识、自我同情心和自我调节能力减少犯罪行为。

正念冥想训练不仅能够降低犯罪冲动,也会降低普通人的任务动机。Hafenbrack 和 Vohs(2018)研究发现,正念的去激活效应降低了完成中性任务和愉快任务的动机,但并未降低任务的执行效果。研究者认为,正念能使人们摆脱压力,提高任务专注力,这可能中和了正念的去激励效应,解释了为什么正念在降低任务动机的同时没有损害任务表现。以上研究表明,正念训练并非只有益处,其效果具有复杂性,研究者应该以更加理性、科学的态度对待关于正念冥想的研究,并不断改进方法学手段。

Lahtinen 和 Salmivalli(2020)借助 App 对高中生进行了为期 8 周的正念冥想训练并进行瞬时评估,以探索冥想练习如何预测幸福感的变化。研究发现每周的正念冥想对减少焦虑、增加幸福感的预测因子虽然很弱但一致性良好,正念冥想对幸福感的改善效果具有持续性。

正念冥想不仅能够使个体受益,还能够改善伴侣的情绪健康(May, et al., 2020)。研究者使用 A—B—A—B 实验设计比较非冥想阶段和冥想阶段参与者及其伴侣的情绪变化,发现间歇性冥想的参与者消极情绪减少、积极情绪增加,正念方面的得分提高;在个体参与正念冥想的期间,其伴侣的负面情绪也显著降低。

4　简明正念冥想

正念冥想干预已经被证明对心理健康有积极的影响。然而,传统正念干预的时间投入大、专业指导者短缺、成本高昂,阻碍了正念冥想的广泛传播和运用,大多数人没有时间或资源参与经典正念冥想干预(Zeidan,et al.,2010)。

简明正念冥想(brife mindfulness meditation,BMM)不受时间和地点的限制,方便,成本低,可以使那些没有足够的时间、金钱或动力去进行正念冥想训练的人群受益。简明正念冥想作为传播正念冥想干预益处的一种方式,受到越来越多的关注,一些研究已经证明,简明正念冥想能够带来和传统正念冥想相似的心理益处。

4.1　降低负性情绪

Schumer 等(2018)对 63 篇论文中的 65 个随机对照试验进行元分析发现,短暂的正念冥想训练能够显著降低个体的负面情绪。

就参与者特征而言,简明正念冥想的总体效果与参与者特征有关,社区成人人群比学生人群表现出更大程度的负面情感降低效应,而临床样本和非临床样本之间没有明显的疗效差异。结果支持这一观点,即特定人群可能比其他人从短暂的正念干预中获益更多(Creswell & Lindsay,2014)。

就干预时间而言,非常短暂的正念干预与多天的短暂正念干预具有类似的效果,正念冥想训练时间的长短(从一次正念冥想训练到两周的正念冥想训练)对负面情绪的降低效果并无差异。但是,简明正念训练对负面情绪的降低作用会随着时间的推移而逐渐消退。Bowen 等(2014)认为,更密集的 8 周正念干预的益处随着时间推移更稳定,最多两周的短暂正念干预很可能对减少负面情感只有即时性益处。

无论控制组是否采用主动干预方式,正念冥想均能显著降低负性情绪。如 Zeidan 等(2010)研究发现,在减少负面情绪、抑郁、疲劳、困惑和心率方面,3 天每天 20 分钟的正念冥想课程比虚假正念或对照治疗更有效,短暂冥想训练的有益影响超出了假冥想干预的需求特征。

4.2 改善认知

当前很多随机对照试验中在测量负性情绪变化外,还测量了认知功能的变化。研究表明,简明正念冥想对于认知(如工作记忆、注意力、压力反应等)有积极影响。

Zeidan 等(2009)发现,与基线水平和其他认知操作(如放松和数学分心任务)相比,3 天的正念冥想训练能够显著降低疼痛评级和敏感度以及焦虑得分。Tang 等(2007)研究表明,5 天的综合身心训练改善了情绪和认知过程。相比于进行放松训练的控制组,实验组除了负性情绪有很大改善外,应激相关皮质醇显著降低,免疫反应性增加,注意网络测验的冲突分数也有较大的改善。

仅仅每天 20 分钟、持续 4 天的正念冥想训练也能够影响认知和情绪的行为指标(Zeidan, et al.,2010)。研究发现,虽然实验组和控制组都表现出情绪方面的改善,但只有短暂的冥想训练可以减少疲劳、焦虑和提高正念。而且简明正念冥想训练显著改善了视觉空间处理、工作记忆和执行功能,注意力保持能力增强。

Shearer 等(2016)的研究则进一步表明,相比于无干预对照组,正念冥想和主动干预都能降低焦虑情绪,但简明正念冥想比主动干预的控制更有效。此外,正念冥想能够显著降低心率变异性,提高个体对压力的适应能力,而主动干预组的压力适应能力没有提升。

以上研究表明,相比其他主动控制的干预方式,简明正念冥想虽然在降低负性情绪方面的优势不明显,但在提高压力适应能力、注意力保持能力、改善认知水平方面,简明正念冥想显著优于其他干预方式。

4.3 研究的不足

虽然已有研究证明,个人可以从简明正念冥想训练中受益,但也有研究提出相反的意见。如 Creswell 等(2014)对参与者进行社会压力测试后评估发现,经过 3 天(每天 25 分钟)的冥想训练,被试在减少自我报告的心理应激反应性的同时,也增加了唾液皮质醇反应性。简明正念冥想的作用效果、范围及作用机制仍未得到充分的研究。

此外,实施简明正念冥想的最佳时间、频率、训练模式并不明确。Wu 等(2019)基于正念、内观呼吸冥想、已有的实践经验和关于冥想的科学报告成果,开发了一个名为 JW2016 的 15 分钟简明正念冥想,随机对照研究表明它是一种有效、方便、安全和标准化的方式,使情绪加工的各个方面得到改善。

但是此类独立于经典冥想练习而开发的简明正念冥想还比较少,现有的简明正念冥想方法通常由经典训练方法改编而来,最佳的实施方案需要进一步探索。

5 基于 App 的正念冥想

尽管正念冥想有很多好处,但由于经典正念冥想需要高资质的导师在场指导、涉及多个面对面课程和小组培训课程,并且可能给冥想者带来巨大的经济负担,所以参与度并不理想。智能手机的移动应用程序(App)的发展为克服上述障碍带来了希望。

当前,基于互联网和智能手机的正念程序在市场上出现了爆炸性的增长,如 Headspace 正念智能手机应用程序,在全球拥有超过 200 万活跃用户。虽然使用 App 进行正念冥想练习缺乏有经验的指导者给予指导,但是由于 App 使用价格低廉、手机便于携带,更容易在有上网条件但平日难以接触的人群中实施实验研究,具有很大的应用潜力(Creswell,2017)。

5.1 基于 App 的正念冥想研究

使用 App 进行正念冥想能够改善心理健康。Zollars,Poirier & Pailden(2019)调查使用 Headspace™ App 的正念冥想对药学学生的正念、心理健康和感知压力的影响,每天至少 10 分钟,持续 4 周的干预增强了正念和心理健康水平,并减少了感知到的压力。另一项研究发现,正念 App 指导下为期 5 周的自助干预显著改善了成年人的生活质量,这些益处至少保持了 3 个月,表明正念 App 有可能带来持久的积极效果(van Emmerik,Berings,& Lancee,2018)。但目前来看,还没有研究将使用手机 App 进行正念冥想训练与面对面小组的正念冥想训练方法(例如 MBSR)进行对比的有效性研究。

借助手机 App 进行正念冥想研究有一定局限性。参与者的正念冥想时长无法保证,使用应用程序并不能代表参与者确实在做正念冥想,他们可能只是打开了 App,而不是在冥想,很难找到一种可靠的方法来完全确定地进行依从性追踪(Zollars,et al.,2019)。

也有研究者通过改进实验方法以获得更准确的依从性数据。Atreya(2018)等借助 MP3 播放器对结直肠癌患者进行正念冥想训练,为鼓励参与者按时练习并评估参与情况,实验者每周都会发送一封电子邮件,其中包含练习说明、励志语录、每周主题讨论的链接;每天下午 4 点参与者会收到一条发给个人手机的短信,大多数短信都包含励志语录或练习建议;参与者还需要用"Y 或 N"或一个数字来回答问题,以反馈练习状况。这在一定程度上提高了练习依从性,并提供给研究者必要的评估数据。

5.2　基于 App 的正念冥想应用

借助 App 进行正念冥想练习节约了练习者的时间、精力和金钱。练习者无须往返到达特定的地点进行正念冥想训练,随时随地都可以进行练习,这在一定程度上扩大了正念冥想的受众群体,降低了人们的获益成本。

手机 App 的设计质量直接影响用户体验和使用频率。Mani 等(2015)对基于正念的 iPhone 手机应用程序进行系统回顾,并使用手机应用程序评分量表(MARS)来评估其质量,在搜索"正念"找到的 700 个应用程序中,仅 23 个达到了入选标准,应用程序"Headspace"的平均分最高。研究发现,尽管许多应用程序声称与正念相关,但大多数仅仅起到冥想引导、定时器或提醒的作用,另外,很少有产品在视觉美学、参与性、功能性或信息质量等尺度上获得高分。优质 App 的设计和开发仍是尚未解决的问题。

　　了解正念冥想的预测因素,可能会帮助从业者和手机应用程序开发者改善干预策略和应用程序体验。Crandall(2019)研究大学生正念冥想和手机 App 使用的预测因素,发现计划行为理论有助于预测正念冥想 App 的使用情况,关注主观规范和意图可以提高个体使用手机应用程序进行正念冥想练习的参与度。这启示程序开发者在正念冥想 App 中增加促进主观规范和使用意图的内容,以提高参与者的练习热情。

　　正念冥想手机应用的潜力在很大程度上仍未被发掘,探究正念冥想的促进因素有利于完善 App 设计,扩大正念冥想受众。

6 总结与展望

经典正念冥想是根植于佛教传统、结合了多种冥想技术的有力干预手段。在过去的二十年里，正念冥想已经从一个科学研究的边缘话题，变成了重要的心理治疗的工具和得到广泛开展的训练实践。大量研究证实了正念冥想技术的生理作用机制和心理作用机制。目前，正念冥想广泛应用于临床领域和健康人群，在改善情绪健康、提高认知能力、改善健康质量方面效果显著。为使得更多人在正念冥想中获益，简明正念冥想和基于手机 App 的研究不断展开，取得了初步成效。

未来研究要进一步阐明正念冥想技术的作用机制，扩大实验样本，改进方法学手段，提高研究的一致性，完善应用研究成果；同时，进一步开展简明正念冥想和线上正念冥想的相关研究，降低正念冥想技术在人群中的应用成本。

此外，研究者应关注正念冥想可能带来的不良影响，警惕过度的"正念冥想炒作"，提高新闻媒体宣传的准确性，消除公众误解，遏制不良的研究实践，阻止关于正念冥想的好处、成本和未来前景的错误信息传播。

参 考 文 献

[1] Atreya Chloe E, Kubo Ai, Borno Hala T, et al. Being Present: A single-arm feasibility study of audio-based mindfulness meditation for colorectal cancer patients and caregivers [J]. Plos One, 2018, 13(7): e0199423.

[2] Baer RA. Using Self-Report Assessment Methods to Explore Facets of Mindfulness[J]. Assessment, 2006, 13(1): 27 - 45.

[3] Brown KW, Ryan RM, Creswell JD. Mindfulness: Theoretical foundations and evidence for its salutary effects[J]. Psychol Inq, 2007, 18(4): 211 - 237.

[4] Bowen S, Witkiewitz K, Clifasefi SL, et al. Relative Efficacy of Mindfulness-Based Relapse Prevention, Standard Relapse Prevention, and Treatment as Usual for Substance Use Disorders[J]. JAMA Psychiatry, 2014, 71(5): 547 - 556.

[5] Crandall AA, Cheung A, Young A, et al. Theory-Based Predictors of Mindfulness Meditation Mobile APP Usage: A Survey and Cohort Study[J]. JMIR mHealth and uHealth, 2019, 7(3): e10794.

[6] Cásedas L, Pirruccio V, Vadillo MA, et al. Does mindfulness meditation training enhance executive control? A systematic review and meta-analysis of randomized controlled trials in adults[J]. Mindfulness, 2019: 1 - 14.

[7] Chandran S, Raman R, Kishor M, et al. The effectiveness of mindfulness meditation in relief of symptoms of depression and quality of life in patients with gastroesophageal reflux disease[J]. Indian J Gastroenterol, 2019, 38(1): 29 - 38.

[8] Chen Y, Yang X, Wang L, et al. A randomized controlled trial of the effects of brief mindfulness meditation on anxiety symptoms and systolic blood pressure in Chinese nursing students[J]. Nurse Educ Today, 2013, 33(10): 1166 - 1172.

[9] Creswell JD, Lindsay EK. How Does Mindfulness Training Affect Health? A Mindfulness Stress Buffering Account[J]. Curr Dir Psychol Sci, 2014, 23(6): 401 - 407.

[10] Creswell JD. Mindfulness interventions[J]. Annu Rev Psychol, 2017, 68, 491 - 516.

[11] Creswell JD, Pacilio LE, Lindsay EK, et al. Brief mindfulness meditation training alters

psychological and neuroendocrine responses to social evaluative stress[J]. Psychoneuro-endocrinology,2014,44:1－12.

[12] Dada T,Gagrani M. Mindfulness Meditation Can Benefit Glaucoma Patients[J]. J Curr Glaucoma Pract,2019,13(1):1－2.

[13] Fox KCR,Dixon ML,Nijeboer S,et al. Functional neuroanatomy of meditation:A review and meta-analysis of 78 functional neuroimaging investigations[J]. Neurosci. Biobehav. Rev,2016,65:208－228

[14] Franco C,Amutio A,Mañas I,et al. Improving psychosocial functioning in mastectomized women through a mindfulness-based program:Flow meditation[J]. Int J Stress Manag,2020,27(1):74－81.

[15] Hilton LG,Marshall NJ,Motala A,et al. Mindfulness meditation for workplace wellness:An evidence map[J]. Work,2019:1－14.

[16] Hülsheger UR,Alberts HJ,Feinholdt A,et al. Benefits of mindfulness at work:the role of mindfulness in emotion regulation,emotional exhaustion,and job satisfaction[J]. J APPl Psychol,2013,98(2):310－325.

[17] Howells A,Ivtzan I,Eiroa-Orosa FJ. Putting the 'APP' in hAPPiness:a randomised controlled trial of a smartphone-based mindfulness intervention to enhance wellbeing [J]. J HAPPiness Stud,2016,17(1):163－185.

[18] Kohut SA,Stinson J,Jelen A,et al. Feasibility and acceptability of a mindfulness-based group intervention for adolescents with inflammatory bowel disease[J]. J Clin Psychol Med Settings,2020,27(1):68－78.

[19] Lahtinen O,Salmivalli C. The relationship between mindfulness meditation and well-being during 8 weeks of ecological momentary assessment[J]. Mindfulness,2020,11(1):255－263.

[20] Lutz A,Jha A P,Dunne JD,et al. Investigating the phenomenological matrix of mindfulness-related practices from a neurocognitive perspective[J]. Am. Psychol. 2015,70(7):632－658

[21] Lutz A,Slagter HA,Dunne JD,et al. Attention regulation and monitoring in meditation [J]. Trends Cogn Sci,2008,12(4):163－169.

[22] May CJ,Ostafin BD,Snippe E. Mindfulness meditation is associated with decreases in

partner negative affect in daily life[J]. Eur J Soc Psychol, 2020, 50(1): 35 - 45.

[23] Mani M, Kavanagh DJ, Hides L, et al. Review and evaluation of mindfulness-based iPhone APPs[J]. JMIR mHealth and uHealth, 2015, 3(3), e82.

[24] Morley RH. The impact of mindfulness meditation and self-compassion on criminal impulsivity in a prisoner sample[J]. J Police Crim Psychol, 2018, 33(2): 118 - 122.

[25] Ratcliff CG, Prinsloo S, Chaoul A, et al. A randomized controlled trial of brief mindfulness meditation for women undergoing stereotactic breast biopsy[J]. J Am Coll Radiol, 2019, 16(5): 691 - 699.

[26] Shearer A, Hunt M, Chowdhury M, et al. Effects of a brief mindfulness meditation intervention on student stress and heart rate variability[J]. Int J Stress Manag, 2016, 23 (2): 232 - 254.

[27] Schumer MC, Lindsay EK, Creswell JD. Brief mindfulness training for negative affectivity: A systematic review and meta-analysis[J]. J Consult Clin Psychol, 2018, 86(7): 569 - 583.

[28] Santorelli SF, Kabat-Zinn J, Blacker M, et al. Mindfulness-based stress reduction(MBSR) authorized curriculum guide. Center for Mindfulness in Medicine, Health Care, and Society(CFM). University of Massachusetts Medical School, 2017.

[29] Tang YY, Ma Y, Wang J, et al. Short-term meditation training improves attention and self-regulation[J]. Proc Natl Acad Sci, 2007, 104(43), 17152 - 17156.

[30] Van Emmerik AAP, Berings F, Lancee J. Efficacy of a mindfulness-based mobile APPlication: a randomized waiting-list controlled trial[J]. Mindfulness, 2018, 9(1): 187 - 198.

[31] Wielgosz J, Goldberg SB, Kral TR, et al. Mindfulness meditation and psychopathology [J]. Annu Rev Clin Psychol, 2019, 15: 285 - 316.

[32] Wu R, Liu LL, Zhu H, et al. Brief Mindfulness Meditation Improves Emotion Processing [J]. Front Neurosci, 2019, 13: 1074.

[33] Walach H, Buchheld N, Buttenmüller V, et al. Measuring mindfulness—the Freiburg mindfulness inventory(FMI). Pers Individ Dif, 2006, 40(8): 1543 - 1555.

[34] Xiao Q, Zhao X, Bi G, et al. Alterations of Regional Homogeneity and Functional Connectivity Following Short-Term Mindfulness Meditation in Healthy Volunteers[J]. Front Hum Neurosci, 2019, 13: 376.

[35] Yang CC, Barrós-Loscertales A, Li M, et al. Alterations in brain structure and amplitude

of low-frequency after 8 weeks of mindfulness meditation training in meditation-nave subjects[J]. Sci Rep,2019,9(1):1–10.

[36] Zollars I,Poirier TI,Pailden J. Effects of mindfulness meditation on mindfulness,mental well-being,and perceived stress[J]. Curr Pharm Teach Learn,2019,11(10):1022–1028.

[37] Zeidan F,Gordon NS,Goolkasian P. The effects of brief meditation training on experimentally induced pain perception[J]. J Pain. 2010,11(3):199–209.

[38] Zeidan F,Johnson SK,Gordon NS,et al. Effects of brief and sham mindfulness meditation on mood and cardiovascular variables[J]. J Altern Complement Med,2010a,16(8):867–873.

[39] Zeidan F,Johnson SK,Diamond BJ,et al. Mindfulness meditation improves cognition:Evidence of brief mental training[J]. Conscious Cogn,2010b,19(2):597–605.

[40] Zollars I,Poirier TI,Pailden J. Effects of mindfulness meditation on mindfulness,mental well-being,and perceived stress[J]. Curr Pharm Teach Learn,2019,11(10):1022–1028.

［高玉婷　袁勇贵］

145

附：

2019 年中国心身医学领域研究进展

近年来,随着社会的进步与发展,人们的生活节奏日益加快、竞争日益加剧,心身相关障碍的患病率也逐年升高[1]。心身医学、心身疾病、心身障碍等理念越来越多地被临床医生接受,国内对心身医学的研究也越来越多。现将 2019 年我国学者对心身医学的研究进展做一总结。

一、心身健康

心身健康是人类对"健康"这一定义提出的更高要求,是现代医学所追求的更高目标。亚健康是 20 世纪 90 年代提出的一个新的医学概念,这实际上也是从重视躯体无恙到重视心身健康的一种观念上的转变。有研究发现,亚健康状态人群白细胞(White blood cell,WBC)指标变化低于健康状态人群 WBC;且亚健康状态人群在社会适应方面的问题在程度上也比健康状态人群严重[1]。除亚健康外,一些特殊人群的心理健康状态也引起了社会和研究者们的重视。张跃奇等[2]对石河子地区的公务人员和领导干部心理健康状况进行调查分析,发现其"抑郁、强迫、焦虑、人际关系、敌对"等心理问题比较突出。而一些因胎儿异常而终止妊娠的女性也存在着一系列的认知、情绪和行为反应,需要加强关注,必要的时候需要药物干预和心理援助[3]。一些晚期癌症住院病人和躯体症状障碍患者的心理困扰、认知偏差以及情绪问题同样也值得关注和研究[4-5]。

二、心身相关障碍的分类

2019 年 2 月中华医学会心身医学分会 2019 年第一次常委会上,

对中国心身相关障碍进行了明确的分类，包括：（1）心身反应障碍；（2）心身症状障碍（心身障碍，包括纤维肌痛症、肠激惹综合征、过度换气综合征、不典型胸痛等）；（3）心身疾病；（4）心理因素相关生理障碍（进食障碍、睡眠障碍、性功能障碍）；（5）应激相关心身障碍（急性应激障碍、创伤后应激障碍、适应障碍、ICU 综合征、癌症后心身障碍、尿毒症后心身障碍、职业心身耗竭）；（6）躯体症状及相关障碍；（7）与心身医学密切相关的精神障碍（抑郁障碍、焦虑障碍、强迫及相关障碍）；（8）躯体疾病所致精神障碍；（9）心身综合征[6]。

在这一版的分类方案中，有几个新的特点：（1）将心身反应改为心身反应障碍，心身反应障碍、心身症状障碍和心身疾病是一个连续谱，在一定的社会心理因素下可以相互转化，因而归为心身谱系障碍。（2）明确心身症状障碍等同于传统的心身障碍。（3）单列应激相关心身障碍，将 ICU 综合征、癌症后心身障碍、尿毒症后心身障碍、职业心身耗竭等纳入。（4）单列躯体症状及相关障碍。（5）将与心身医学密切相关的精神障碍纳入，包括抑郁障碍、焦虑障碍、强迫及相关障碍。（6）纳入躯体疾病所致精神障碍，并将其分为两个亚型：一是躯体疾病所致的精神症状（如谵妄、卒中后抑郁症状障碍）；二是躯体疾病和精神障碍共病（如卒中后抑郁症）。（7）首次将三大类 18 个心身综合征纳入分类，它是在国际心身医学研究小组 2017 年修订的使用诊断标准的心身医学研究基础上，结合我国具体国情进行修订整合提出来的。

三、心身相关量表的研制

各种临床心理评估量表的编制、引进依然是我国学者研究的热点之一。

健康焦虑（Healthy anxiety，HA）是一种特殊形式的焦虑，患者的认知在其中起到很大的作用。戴莉莎等[7]将健康认知问卷翻译成中文,并在中国大学生群体中测试中文版健康认知问卷(Chinese version of the Health Cognitions Questionnaire,CHCQ)的有效性和可靠性,最终的 CHCQ 包括 19 个项目,形成包含感染或患病的可能性、疾病的严重程度、应对疾病的困难以及医疗服务供给程度的四因子结构。

家庭是个体成长最直接也是最重要的环境,在其成长过程中扮演着重要角色,对个体心身健康的影响深远而持久。家庭功能指家庭成员之间生理、心理、社会性的交互作用,是影响家庭成员心理发展的深层变量之一。国外有研究者研制过多种家庭功能的测量工具,但是考虑到中西方文化的差异性,袁勇贵及其团队编撰了适合评估中国家庭功能的相关量表,包括 18 个条目,分为亲密性、适应性、控制性和成长性四个维度,并且具有较好的信效度[8]。

梦境干扰,如频繁的噩梦和梦境焦虑,与各种心理病理状况有关。梦境焦虑量表(Van dream anxiety scale,VDAS)被用于测量噩梦频率和由噩梦引起的梦境焦虑,王向等[9]将 VDAS 翻译成中文版(Chinses version of the Van Dream Anxiety Scale,CVDAS),并在中国大学生群体中评估其有效性和可靠性,发现 CVDAS 具有极好的内部一致性(Cronbach's alpha 系数为 0.926)、分半信度(等长 Spearman-Brown 系数为 0.938)和良好的重测信度(类内相关系数为 $0.942, t = -1.478, P = 0.143$)。此外,梦境信念在噩梦困扰的发生和治疗中起着重要作用,李佩环等[10]因此编制"梦境信念问卷"(Belief about dreams questionnaire,BADQ),并在中国大学生群体中评估其有效性和可靠性,该量表包含 26 个项目,含 5 个因子:梦的预兆和健康、梦的迷信、梦的无意义、梦的现实和梦的态度。

四、心身相关障碍的机制研究

（一）进食障碍

进食障碍（Eating disorders，ED）是一种典型的生理心理障碍，其中包括神经性厌食症（Anorexia nervosa，AN）、神经性贪食症（Bulimia nervosa，BN）和暴食障碍（Binge eating disorder，BED），且各亚型的特征也在中国人样本中得到验证[11]。前两种主要以对身材的过度关注为特征，而暴食障碍的患者多为过度肥胖者。陈珏等[12]的研究发现，5-羟色胺转运体基因（5-HTTLPR）多态性与中国汉族人群 AN 存在关联。进食障碍的患者多具有体象障碍，许翼翔等[13]研究了进食障碍患者的体象障碍，指出进食障碍的体象障碍主要体现在直觉扭曲、态度异常、身体图示障碍以及一些感知觉的异常，即对自身体重几近妄想的夸大、对身体消瘦事实的否认等。进食障碍的发病机制多与大脑结构的改变有关。郭垒等[14]对 AN 的脑白质改变的磁共振弥散张量成像进行了总结，指出 AN 患者普遍存在白质变化，包括胼胝体、扣带回、颞叶、丘脑、下丘脑、放射冠、丘脑辐射和上纵束等，这可能是体象障碍的病理基础，而在人格特点方面，进食障碍的患者则多表现为低自尊和完美主义倾向。

（二）创伤后应激障碍

下丘脑-垂体-肾上腺（Hypothalamic-pituitary-adrenal，HPA）轴参与应激反应，已有大量研究发现 HPA 轴在创伤后应激障碍（Post-traumatic stress disorder，PTSD）中的病理生理改变。进一步的研究则关注了皮质醇水平与 PTSD 临床症状的相关性，发现 PTSD 患者血清皮质醇水平低于健康人群，PTSD 患者血清皮质醇水平与 HAMD 总分、认识障碍、日夜变化、发育阻滞、睡眠障碍、绝望感、全身症状、躯体性焦虑、创伤后应激障碍筛查量表（PCL-C）总分、再体验、麻木和回避、警觉性增高维度得分均呈负相关，为临床上评估 PTSD 的症状严重程度提供了生物学依据[15]。另外，PTSD 患者常伴有认知障碍和记忆损害。丝裂原活化蛋白激酶（Mitogen-activated protein kinase，MAPK）信号传导通路与压力应激反应关系密切，氨基末端激酶-3（JNK-3）参与 MAPK 信号通路，可能介导了海马神经元的凋亡进程。动物实验发现，PTSD 样大鼠记忆损害可能与海马区 JNK3/ERK5 差异性表达有关，ERK5 基因及蛋白表达的持续上调可能对 JNK3 的表达起抑制作用[16]。

（三）惊恐障碍

惊恐障碍是发病率比较高、给患者带来痛苦体验感比较强的精神障碍之一。有研究发现惊恐障碍患者对惊恐相关变化的敏感性会有所增强，对其他听觉变化的敏感性则有降低的趋势[17]，并且该病患者可能存在注意方面的损害，疾病严重程度越重，损害越大；且空间记忆的损害与抑郁程度和冲动性等因素相关；但对不适应反应的抵制能力不受影响。而在发病机制的生物性研究方面，miRNA-1（一种非编码RNA）在该类病患者血浆中表达明显下调，能够有望成为预测疾病发生和严重程度的重要指标，因为 miRNA-1 表达水平与患者自主神经症状和预期性焦虑密切相关，其表达水平越低，患者的焦虑水平及四肢发麻、心慌、胸闷等躯体症状越明显。

（四）抑郁症、双相情感障碍

近年来，内质网应激和脑-肠轴逐步变为抑郁症（Major depressive disorder，MDD）研究的热点。抑郁症患者表现出持续的内质网（Endoplasmic reticulum，ER）应激系统激活，内质网应激相关蛋白在抑郁症动物模型中显著增加，包括海马，前额叶皮层，杏仁核和纹状体[18]。

情绪障碍患者的肠道菌群生物多样性和分类学组成发生了显著变化,特定细菌与临床特征、炎症特征、代谢标志物和药物治疗有关[19]。同时,来自微生物学以及神经生物学等领域的研究逆向证明,固有屏障防御,如由共生微生物提供的屏障,可能因心理应激而受到干扰;且肠道微生物群已被证实与饮食行为相关,以及肠道微生物的变化与情绪,疼痛和认知相关行为的显著变化相关[20]。而在心理层面,有研究发现日常生活中受到来自家庭生活方面和社交方面的刺激事件可能更容易引起抑郁症的发生,给予更多的社会支持,提高患者对社会支持的利用度以及在处理事件中选取积极的应对方式,将有助于降低抑郁症的发生率。另外,研究发现抑郁症患者存在移情反应性的特异性失调,未来这也可能成为诊断该类患者的有利证据[21]。

双相情感障碍(Bipolar disorder,BD)的研究发现,有自杀意念的BD 患者比无自杀意念的 BD 患者、健康对照者在胼胝体干和膝部的分数各向异性(FA)显著降低,无自杀意念的 BD 患者的 FA 显著低于健康对照者,表明自杀意念与胼胝体干、膝部的白质改变密切相关[22]。

精神分裂症(Schizophrenia,SZ)、BD 和 MDD 是三种不同的疾病,然而有大量证据表明这些疾病在遗传和环境危险因素、病理生理和临床表现等方面存在重要共性。在三种疾病中,研究者都发现了大脑自发活动的异常,传统的情绪感知区域 ALFF 值升高,视觉皮层 ALFF 值降低,并且 SZ 的改变最为显著,BD、MDD 的改变依次减小[23]。在白质网络中也发现了类似的梯度改变,SZ 患者枕中回的全球网络效率、节点效率下降最为显著[24]。认知功能障碍被认为是 SZ、BD 和 MDD 的核心特征,认知障碍的严重程度上 SZ>BD>MDD,多种症状中,阴性/混乱(disorganized)症状与认知功能障碍最显著相关,这表明认知功能障碍的严重程度不一定基于诊断[25]。这些研究支持了 SZ、BD 和 MDD 是沿神经精神疾病谱的连续性分布,而不是代

表三种独立的疾病的观点。

五、心身相关障碍的治疗

（一）心衰患者

He 等[26]采用荟萃分析来评估抗抑郁药对心衰患者死亡风险的影响,结果发现服用抗抑郁药的心衰患者全因死亡的风险增加,且与使用的抗抑郁药的种类无关,因此医生在用药时需考虑到患者本身的身体状况。因抗抑郁药引起的女性血清催乳素升高,可使用阿立哌唑联合治疗,来降低高催乳素血症[27]。

（二）进食障碍

邹蕴灵和陈珏[28]阐述了认知行为疗法在进食障碍治疗中的运用,分别对三种不同的进食障碍的认知行为疗法进行了疗效分析,指出认知行为疗法(cognitive behavioral therapy,CBT)对进食障碍的作用主要体现在增强人际关系以及转变患者的动机,即将患者的关注点从躯体形态转到积极事物上,提高人际交往能力,改变患者对错误信念的认知,从而实现治愈的目的。由传统的认知行为疗法发展起来的辩证行为疗法也被运用在进食障碍的治疗上,张靖和陈珏[29]运用的辩证行为疗法的作用原理主要在于它是一种基于情绪调节模型的治疗方法,可以对由情绪失调引起的进食紊乱行为及其他紊乱进行干预,并达到以情绪为突破口的治愈作用。

（三）失眠症

Wang 等[30]进行的一项系统评价及 Meta 分析阐明了心身疗法(Mind-Body Therapies,MBTs)治疗失眠症的疗效,发现 4～24 周的MBTs(冥想、太极拳、气功和瑜伽)在睡眠质量或减少失眠严重程度方面具有统计学上的显著改善,但对睡眠量指数没有显著影响。气功在改善睡眠质量方面比太极拳略有优势；MBTs 对健康个体睡眠质量的影响大于临床人群；其效果可能受干预时间的影响，但不受频率的影响（Evid Based Complement Alternat Med，2019）。

六、心身医学学科发展的思考

随着人类疾病谱的改变和医学的发展，生物医学模式的弊端逐渐凸显，"生物-心理-社会"医学新模式得到重视，心身医学越来越受到临床医生的关注。但由于我国现有精神卫生服务资源严重不足，初级保健中的心身医学服务需求量大，因此，需要培养各级医师的心身医学能力：首先，在院校医学教育阶段，增加精神医学、心身医学、心理学与行为科学等课程内容，加强医学生新的医学模式和心身整体医学观的理念教育；其次，在住院医师培训阶段，对各专业医师均应该开展常见心理问题的识别和心身医学知识的培训，将之纳入规培生和全科医生的培训计划中；第三，设置心身医学专科，加强心身医学的临床服务和学科建设，卫生健康等部门要整合现有资源，进一步加强心身医学体系建设；第四，建立多学科心身会诊-联络制度，提高临床医务人员对心身医学的兴趣和认知水平。

另外，加快加强心身医学研究有助于心身医学科的建设，鉴于当前心身医学发展现状，需从以下几个方面开展研究：首先，因为心身相关障碍的概念不明确，无规范的分类与诊断标准，缺乏规范心身相关障碍的流行病学、疾病负担等研究数据，而这对我国卫生行政部门制定相关防控措施非常重要，所以急需开展这方面的研究；第二，开展医患关系与医患沟通方面的研究，融合人文精神，协调好医患关系；第三，开展心身疾病的发病机制研究，重点可先集中在纤维肌痛症、肠激惹综合征、过度换气综合征、不典型胸痛等四大心身症状障碍和哮喘、糖尿病、甲亢等经典心身疾病的发病机制的研究；第四，加强心身治疗研究,加大新的心身治疗方法、新的治疗技术(物理治疗)和新的心身治疗药物研发。

参考文献

[1]Hong-Mei Ni,Yu-Min He,Xu-Ming Yang. Optimization Model Research on Major Un-derlying Factors in the Subhealth Condition Evaluation in 1 City and 7 Provinces in China [J]. World Journal of Traditional Chinese Medicine,2019(2):88 – 94.

[2] Qin C X,Chen W T,Deng Y L,et al. Cognition,emotion,and behaviour in women under-going pregnancy termination for foetal anomaly:A grounded theory analysis[J]. Midwife-ry,2019,68:84 – 90.

[3] Guan B Q,Wang K,Shao Y J,et al. The use of distress thermometer in advanced cancer inpatients with pain[J]. Psycho-Oncology,2019,28(5):1004 – 1010.

[4] 杨程惠,周波,周凡,等. 躯体症状障碍患者疾病认知的质性研究[J]. 中华行为医学与脑科学杂志,2019,28(10):898 – 902.

[5] Guan B Q,Wang K,Shao Y J,et al. The use of distress thermometer in advanced cancer inpatients with pain[J]. Psycho-Oncology,2019,28(5):1004 – 1010. [LinkOut]

[6] 吴爱勤,袁勇贵,主编. 中国心身医学进展[M]. 中华医学电子音像出版社:北京,2019.

[7] Dai L S,Xu Z,Yin M,et al. Validation of the Chinese version of the Health Cognitions Questionnaire in Chinese college students[J]. Neuropsychiatric Disease and Treatment,2019,15:1845 – 1854.

[8] 张满燕,袁勇贵. 中国家庭功能量表的编制及信度效度研究[J]. 心理学通讯,2019(2):101 – 108.

[9] Wang X,Dai L S,Yin M,et al. The factor structure,reliability and validity of the Chinese version of the Van Dream Anxiety Scale[J]. Neuropsychiatric Disease and Treatment,2019,15:57 – 67.

[10] Li P H,Yang F L,Wang X,et al. What do You think about your dreams? the construc-tion of a belief about dreams questionnaire[J]. Nature and Science of Sleep,2019,11:411 – 421.

[11] Mao J X,Hu Y R,Ruan L M,et al. Role of endoplasmic reticulum stress in depression

(Review)[J]. Molecular Medicine Reports,2019,20(6):4774-4780.

[12] 陈珏.进食障碍诊疗新进展及其对全科医生的启示[J].中国全科医学,2019,22(8):873-881.

[13] 许翼翔,陈珏,肖泽萍.进食障碍患者的体象障碍:概念及研究进展[J].上海交通大学学报(医学版),2019,39(2):207-212.

[14] 郭垒,王钰萍,亢清,等.神经性厌食症脑白质改变的磁共振弥散张量成像研究进展[J].上海交通大学学报(医学版),2019,39(10):1209-1213.

[15] 朱志慧,邢文龙,陆可可,等.创伤后应激障碍患者皮质醇水平与临床症状的相关性研究[J].中国全科医学,2019,22(11):1297-1301.

[16] 刘超猛,李浩浩,王梅子,等.PTSD 样大鼠记忆损害与海马区 JNK3/ERK5 差异性表达的相关研究[J].安徽医科大学学报,2019,54(10):1516-1520.

[17] Zheng Y,Li R Y,Guo H,et al. Heightened sensitivity to panic-related sounds with reduced sensitivity to neutral sounds in preattentive processing among panic patients[J]. Journal of Affective Disorders,2019,250:204-209.

[18] Mao J X,Hu Y R,Ruan L M,et al. Role of endoplasmic reticulum stress in depression (Review)[J]. Molecular Medicine Reports,2019,20(6):4774-4780.

[19] Huang T T,Lai J B,Du Y L,et al. Current understanding of gut microbiota in mood disorders:An update of human studies[J]. Frontiers in Genetics,2019,10:98.

[20] 杨程惠,周波.微生物对脑功能影响的研究进展[J].实用医院临床杂志,2019,16(3):237-240.

[21] Xu X L,Dai J,Liu C C,et al. Common and disorder-specific neurofunctional markers of dysregulated empathic reactivity in major depression and generalized anxiety disorder [J]. Psychotherapy and Psychosomatics,2020,89(2):114-116.

[22] Zhang R,Jiang X W,Chang M,et al. White matter abnormalities of corpus callosum in patients with bipolar disorder and suicidal ideation[J]. Annals of General Psychiatry,2019,18(1):1-7.

[23] Chang M,Edmiston E K,Womer F Y,et al. Spontaneous low-frequency fluctuations in the neural system for emotional perception in major psychiatric disorders:Amplitude similarities and differences across frequency bands[J]. Journal of Psychiatry & Neuroscience,2019,44(2):132-141.

[24] Wang S,Gong G L,Zhong S Y,et al. Neurobiological commonalities and distinctions a-
mong 3 major psychiatric disorders:A graph theoretical analysis of the structural con-
nectome[J]. Journal of Psychiatry & Neuroscience,2020,45(1):15－22.

[25] Zhu Y,Womer F Y,Leng H X,et al. The relationship between cognitive dysfunction
and symptom dimensions across schizophrenia, bipolar disorder, and major depressive
disorder[J]. Frontiers in Psychiatry,2019,10:253.

[26] He W F,Zhou Y,Ma J Y,et al. Effect of antidepressants on death in patients with heart
failure:A systematic review and meta-analysis[J]. Heart Failure Reviews,2019:DOI:
10. 1007/s10741-019-09850-w

[27] Luo T,Liu Q S,Yang Y J,et al. Aripiprazole for the treatment of duloxetine-induced
hyperprolactinemia:A case report [J]. Journal of Affective Disorders, 2019, 250:
330－332.

[28] 邹蕴灵,陈珏. 认知行为疗法在进食障碍治疗中的应用[J]. 临床精神医学杂志,2019,29
(3):214－215.

[29] 张靖,陈珏. 辩证行为疗法在进食障碍中的应用[J]. 精神医学杂志,2018,31(4):
312－315.

[30] Wang X,Li P H,Pan C,et al. The effect of mind-body therapies on insomnia:A system-
atic review and meta-analysis[J]. Evidence-Based Complementary and Alternative Med-
icine,2019,2019:9359807.

[辛晓芸　袁勇贵]